名医教你育儿防病丛书

总主编　陈永辉

小儿哮喘

王文革◎编著

中国中医药出版社

·北　京·

图书在版编目（CIP）数据

小儿哮喘 / 王文革编著 . —北京：中国中医药出版社，2019.3（2022.9重印）
（名医教你育儿防病丛书）
ISBN 978-7-5132-4829-7

Ⅰ . ①小… Ⅱ . ①王… Ⅲ . ①小儿疾病—哮喘—防治 Ⅳ . ① R725.6

中国版本图书馆 CIP 数据核字（2018）第 052828 号

中国中医药出版社出版
北京经济技术开发区科创十三街 31 号院二区 8 号楼
邮政编码 100176
传真 010-64405721
河北省武强县画业有限责任公司印刷
各地新华书店经销

开本 710×1000 1/16 印张 13.25 字数 181 千字
2019 年 3 月第 1 版 2022 年 9 月第 2 次印刷
书号 ISBN 978 - 7 - 5132 - 4829 - 7

定价 49.00 元
网址 www.cptcm.com

服 务 热 线 010-64405510
购 书 热 线 010-89535836
维 权 打 假 010-64405753

微信服务号 zgzyycbs
微商城网址 https://kdt.im/LIdUGr
官 方 微 博 http://e.weibo.com/cptcm
天猫旗舰店网址 https://zgzyycbs.tmall.com

如有印装质量问题请与本社出版部联系（010-64405510）

作为一名儿科医生，三十余年来我致力于儿科疾病的临床实践，亲眼目睹了许多家长面对生病宝宝的束手无策以及"病急乱投医"的做法，导致宝宝病情无改善甚至加重，最终贻误病情，令人痛心！每当这个时候，我就会萌生这样的想法：将家长培养成孩子的第一任保健医生——在日常生活中能科学育儿，积极预防疾病的发生；一旦宝宝病了，能明白是怎么回事，能简单处理，减轻孩子的痛苦，减少去医院的次数，避免过多地服用药物和过度医疗。

现阶段，"就医难，看病贵"的情况仍然存在，尤其儿科，有限的医疗资源不能满足广大患者的需求，使小儿就医显得更加困难。培养爸爸妈妈成为宝宝的家庭保健医生是一件必要且十分有意义的事情。但这需要家长付出十分的用心，相信每位爸爸妈妈都愿意并乐意为宝宝"用心"。

孟母育儿，曾三迁，我们育儿，无须周折，只要您每天用心学习一点点，宝宝就可少受病痛折磨，少去医院，少服药物。这就是我们编写此套丛书的初衷，从一个家庭保健医生的角度出发，使家长们认识了解常见的儿童疾病，掌握简单的家庭调养方法，更好地呵护生病的宝宝，预防疾病的发生。

愿此套丛书能帮助更多的家长科学育儿，使更多的宝宝开心健康成长。

陈永辉

2018 年 1 月 1 日

INTRODUCTION

哮喘，是儿童期最常见的慢性呼吸道疾病，其发病率在世界范围内呈较快增长趋势。目前，全球哮喘患者约3亿，中国哮喘患者约3000万，其中大部分均在儿童期起病。由于哮喘常反复发作，难以根治，重者甚至危及生命，严重影响患儿的身心健康，也给患儿家长带来了沉重的经济负担和精神压力。

笔者在多年的行医过程中，曾目睹许多哮喘患儿因哮喘发作而深夜去急诊输液、住院；因为病情反复，家长带着孩子奔波于各个医院，不惜遍访名医，甚至把道听途说的一个偏方当成是救命稻草。家长迫切希望找到一种特效药，从此再也不用担心孩子的哮喘发作。然而，哮喘的疾病特点决定了其治疗不可能毕其功于一役。

哮喘的病因十分复杂，与环境因素、遗传因素、心理因素、食物、运动等都有关系。哮喘的治疗手段也很繁杂，西医的各种吸入装置，各种雾化液、气雾剂，白天、晚上的各种药片；中医的各类中成药以及推拿、针灸、敷贴、洗浴等外治法，还有那良药苦口的中药汤剂。如此种种，家长常常感到很困惑，甚至无所适从。鉴于哮喘这种疾病的复杂性及治疗的多样性，全球哮喘防治创议（GINA）指出哮喘患者应与医生形成伙伴关系，以利于患者得到更合适、更个体化的指导，从而控制哮喘。然而，在我国目前的医疗资源情况下，大多数患儿不可能享有这样的条件。那么，拥有一本全面介绍哮喘相关知识并能随时指导家长的科普读物，就显得尤为重要。

本书以问答的形式详细介绍了小儿哮喘的病因、临床表现、诊断标准、中西医防治方法、饮食调养、家庭护理等患儿家长关心的问题。其内容涉及较广，力求做到深入浅出，通俗易懂。希望一册在手，犹如一位经验丰富而又不厌其烦的医生伴随在患儿家长左右。从此，在战胜哮喘的路上患儿也就有了一位名医伙伴，可以充满自信地面对哮喘，并最终摆脱哮喘的困扰，拥有畅快的生活。

本书在编写过程中参阅并引用了许多相关著作及文章，恕未能予以一一注明，在此谨表谢忱。受水平所限，书中错误、疏漏之处在所难免，敬请各位同道及广大读者批评指正，以便再版时修订提高。

编者

2018 年 2 月

目录

CONTENTS

NO.1 你了解哮喘吗

NO.2 小儿哮喘为哪般

NO.3
我家孩子哮喘了吗

NO.4 小儿哮喘的最新中西医治疗方法

NO.5
孩子得了哮喘，父母是最好的保健医

NO.6
药食同源，应该给孩子这样吃

NO.7
预防、养护与康复

小儿哮喘

NO.1

你了解哮喘吗

　　气管哮喘简称哮喘，是儿童期最常见的慢性呼吸道疾病。近年来其发病率在世界范围内呈上升趋势。目前，全球哮喘患者约 3 亿，中国哮喘患者约 3000 万，其中大部分都是在儿童期起病。由于哮喘常反复发作，难以根治，重者甚至危及生命，严重影响患儿的身心健康，因而给患儿家长带来了沉重的经济负担和精神压力。然而，小儿哮喘并非不可战胜。只要了解哮喘的相关知识，掌握正确的预防和控制方法，就可以有效地减少哮喘的发病次数和发病程度，逐渐摆脱哮喘的困扰。

1 什么是小儿哮喘

　　龙龙 5 岁了，平时活泼好动，就是有个毛病，只要一感冒就有点喘，嗓子里"嘶嘶"的，出气也显得有些费力。这两天龙龙有点流鼻涕，咳嗽，妈妈又听到他喉咙里发出"嘶嘶"的声音，像以往一样给他吃了点药，可这次好转不明显，于是就带龙龙去医院了。医生在详细地给龙龙检查，并询问病史后，告诉龙龙妈妈，孩子患了"哮喘"。龙龙妈很吃惊，不就是有点喘吗，过几天就好了，怎么会是哮喘呢？得了哮喘那该多麻烦呀！那么，到底什么是哮喘呢？

　　首先，哮喘是一种反复发作性疾病。俗语有"咳嗽三顿即成喘"之说。患儿表现为反复发作的喘息、气促、胸闷和咳嗽等症状，多在夜间或凌晨发生，严重者不能平卧，呼吸困难，张口抬肩，唇口青紫。医生可在患儿肺部听到哮鸣音。家长贴在孩子的胸部也会听见"嘶嘶"的喘息声。但多数患儿可经治疗缓解或自行缓解。

哮喘的本质是气道的慢性炎症。患儿的支气管对多种刺激呈高度敏感，当遇到各种诱发因素时，极易引起环绕支气管的平滑肌收缩，支气管内壁的黏膜因炎症而肿胀，同时管腔内分泌物增多。这些因素加在一起，引起支气管管腔的狭窄、通气不畅、气流呼出受限。患儿就会出现咳嗽、喘息、胸闷，甚至呼吸急促、口唇青紫等缺氧的表现。

目前国内外医学界公认的哮喘定义为：哮喘是由多种细胞（如嗜酸性粒细胞、肥大细胞、T淋巴细胞、中性粒细胞及气道上皮细胞等）及细胞成分共同参与的慢性气道炎症性疾病。这种慢性炎症引起气道高反应性，导致患者反复发作喘息、气短、胸闷和（或）咳嗽等症状，尤其在夜间或早晨容易发生。上述症状常伴有广泛的、多变的、可逆的气流阻塞，可自行缓解或经治疗后缓解。

专家提醒

除哮喘外，还有很多疾病也表现为咳嗽、喘息，因此哮喘的诊断需要经医生详细检查后才能明确。家长不能一见到咳嗽、喘息，就盲目地认为孩子患了哮喘。

2 小儿哮喘的患病率如何

4岁的冬冬最近被医生诊断为哮喘，一家人很担心，到处打听和哮喘有关的事。真是不问不知道，一问吓一跳，原来身边患哮喘的孩子那么多。冬冬妈回忆自己小时候很少听说哪个小伙伴得了哮喘，怎么现在好像成了常见病。近年来哮喘的患病率是不是升高了？我国小儿哮喘的患病率是多少呢？

哮喘的患病率是指在一段时间内，某一人群中患哮喘的人数在这一人群中所占的比例，通常以百分比来表示。近几十年来，小儿哮喘的患病率在全球范围内一直呈上升趋势，尤其在东南亚地区。我国儿童哮喘患病率也在持续升高。上世纪90年代初，我国儿童哮喘的患病率是0.9%。2000年这个数字增加到1.5%。近年来发病率又有增加趋势，2011年我国小儿哮喘的患病率为2.0%～4.2%，有些地区甚至达到10.1%～12.4%。可以说，小儿哮喘的患病率正以每10年增加1倍的速度在增长。以北京为例，北京市0～14岁城市儿童哮喘患病率已经超过了2%，这就意味着在中小学的每个班级里平均有1名患哮喘的孩子。

全球哮喘防治创议（GINA）推广委员会2004年的报告指出：中国每10万哮喘患者中有36.7人死亡，高居49个参加研究的国家、地区哮喘患者死亡率之首。哮喘已成为一种严重的公共卫生问题而引起世界各国的高度重视。

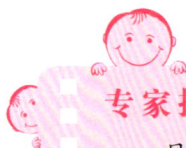

专家提醒

目前还不能有效地预防哮喘的发生。保护环境、及早防治是降低小儿哮喘患病率与死亡率的当务之急。

3 小儿哮喘的患病率有性别、年龄、地区差异吗

我国每10年进行1次的0～14岁城市儿童哮喘患病率调查显示：1990年男性患病率为1.08%，女性为0.72%，男女之比为1.741；2000年男性为1.85%，女性为1.13%，男女之比为1.671。两次调查性别比均显示男性占优势。国外的报道也提示，青春期前男女相差较大，男性患病

率约为女性的 2 倍。然而随着年龄地增长，男女患病率的差别逐渐缩小；至青春期则无性别差异，男女患病率几近相等。

小儿哮喘的患病率与年龄有关。我国 1～6 岁儿童哮喘患病率最高，至学龄期则逐年下降。调查显示，90% 的儿童哮喘发病于 6 岁前，3 岁前发病者占儿童哮喘患者的 84.8%。因此哮喘的早期诊断、早期防治极为重要。

不同地区哮喘的患病率不同。太平洋地区，如新西兰、澳大利亚、新加坡和菲律宾等国哮喘患病率较高。我国香港 1996 年儿童哮喘患病率为 12%。西方发达国家虽较上述国家为低，但高于发展中国家。我国不同地区间小儿哮喘的患病率差异也很大，2000 年调查显示上海、重庆最高，均为 3.34%；拉萨最低为 0.52%。不少患儿由内地移至西藏，则哮喘发作停止，回内地后立即复发。上述资料显示不同地区哮喘患病率的差异与地理环境有密切的关系。

专家提醒

有些哮喘较为严重的患儿，如果家庭经济条件允许，可以易地而居，从而减轻哮喘的发作。

4 什么样的孩子容易得哮喘

辰辰从小就白白胖胖的，虽说常常拉肚子，但奶吃得好，不影响生长，一身宣腾腾的小肉肉，很惹人喜爱。然而辰辰 3 个月时得了一次"毛细支气管炎"，咳嗽、喘息相当严重，住了 1 周的院，总算好了。从此辰辰经常咳喘，3 岁时医生确诊辰辰患了哮喘。辰辰妈妈很困惑，看起来白白胖胖的辰辰为什么会得哮喘，而好多长得瘦弱的孩子反而没事呢？

我们知道成人哮喘大多数起病于儿童期，如果儿童时期不患哮喘，则长大后患哮喘的可能性就较小。如果能做到早期预防，早期治疗，则可减少哮喘的发病。那么，什么样的孩子容易患哮喘呢?

患儿父母以及与患儿血缘较近的亲属，患有哮喘或其他过敏性疾病，如过敏性皮炎、过敏性鼻炎、过敏性结膜炎等。这种过敏的体质会遗传给孩子，使其成为容易患哮喘的人。

🦋 患儿本身为过敏体质者

患儿可有经常打喷嚏、流鼻涕等过敏性鼻炎的表现；还有的孩子患有湿疹或荨麻疹；有的孩子吃鱼虾或接触花粉等会起皮疹。仔细观察这类患儿，会发现他们在婴儿期往往头型偏大，毛发稀少，面色黄白，肌肉松软，胖而不实，多有腹泻、易惊、睡眠不安等表现。具有这种特殊体质的孩子极易发生哮喘。

🦋 呼吸道反复感染者

患儿呼吸道感染后，气道黏膜的损伤要持续 1 个月以上才能恢复。如果呼吸道反复感染，则气道黏膜的损伤难以修复，会出现持续气道高反应性，很容易引发哮喘。

🦋 环境因素

如果孩子出生以后就生活在烟雾环境中，那么二手烟、三手烟会对孩子的气道造成长期刺激，日后易发哮喘。另外空气污染、气候潮湿、饲养宠物等诸多环境因素都可能是患儿发生哮喘的诱发因素。

当您的孩子具有上述一种或几种情况时，就需要格外警惕，否则不知在什么时候，可恶的哮喘就会悄然来袭。

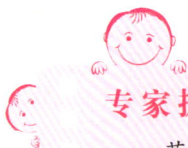

专家提醒

英国学者研究表明，每天看电视超过 2 小时的孩子与低于 2 小时的孩子相比，罹患哮喘的风险要高 1 倍。因此，让孩子少看电视多运动也是预防哮喘发生的一个新理念。

5 哮喘会遗传吗

　　琳达的母亲是一位哮喘患者。从琳达出生起，妈妈就特别担心自己的哮喘会遗传给女儿。只要琳达一咳嗽，妈妈就会贴在琳达的背上听，生怕琳达出现喘息。琳达妈妈的担心有道理吗？哮喘会遗传吗？

　　可以肯定地说哮喘与遗传有很重要的关系。研究显示，如果父母双方均患哮喘，其子女患哮喘的概率可高达50%；如果父母中有一方患有哮喘，子女患哮喘的概率则降至25%；如父母都没有哮喘，子女患哮喘的概率只有6%左右；同时，在近亲中患哮喘的人越多，下一代也越容易患哮喘。

　　然而哮喘并不像某些疾病那样由特定的基因遗传，如白化病、地中海贫血等。哮喘的发病与许多基因有关，并且除遗传因素外，与环境因素也有着密切的关系。一个人是否会患哮喘，与遗传的过敏体质、环境中的变应原及诱发因素均有关。目前多数学者认为，哮喘是一种具有多基因遗传倾向的疾病；哮喘是遗传因素与环境因素共同作用的结果。

专家提醒

　　未婚青年男女应做好婚前遗传咨询，重视双方家族过敏史，预测子女患哮喘的危险性。尤其是哮喘患者，应尽量避免选择患哮喘的人作为配偶，以减少其子女患哮喘的概率。

6 为什么孩子不喘也是哮喘

6岁的欣欣咳嗽已经快3个月了，妈妈给她吃了不少药，消炎的、止咳的，可就是不见效。尤其是在晚上和早晨起床后，欣欣一阵阵地咳嗽，也没什么痰。欣欣妈带她去医院看病，医生说欣欣得了咳嗽变异性哮喘。欣欣妈很怀疑这种说法，认为欣欣一点也不喘，怎么会是哮喘呢？

咳嗽是小儿最常见的呼吸道疾病的症状，很多疾病都表现为咳嗽。咳嗽最常见于呼吸道感染、肺结核、哮喘等疾病。大多数情况下使用抗生素治疗后咳嗽可渐渐好转，但有时经过多种抗生素及止咳化痰药物的治疗，咳嗽仍丝毫不见减轻，反而迁延难愈。这种情况下，就要注意咳嗽变异性哮喘的可能。

咳嗽变异性哮喘（Cough variant asthma，CVA），又称咳嗽性哮喘（Cough Type Asthma）、隐匿哮喘，是指以慢性咳嗽为主要或唯一临床表现的一种特殊类型的哮喘。在哮喘发病的早期阶段，大约有5%～6%的患者以持续性咳嗽为主要症状，且多发生在夜间或凌晨，常为刺激性咳嗽，此时往往易被误诊为支气管炎。目前认为咳嗽变异性哮喘是哮喘的一种形式，其病理生理改变与哮喘病一样，也是持续性气道炎症反应与气道高反应性。咳嗽变异性哮喘在儿童中的患病率为0.77%～5%。

专家提醒

如果孩子咳嗽已1个多月了，多在夜间或凌晨发生，呈阵发性，运动后加重，痰少，无气喘及发热；胸部X线摄片及血液检查均无明显异常；先后使用多种抗生素及止咳药，效果都不明显；有个人过敏史，如湿疹、荨麻疹、过敏性鼻炎等，或家族过敏史。这时家长一定要警惕，您的孩子可能不是普通的支气管炎，而极有可能患有咳嗽变异性哮喘，需要及时带孩子前往儿童哮喘专科就诊，尽早明确诊断。

7 哮喘会导致死亡吗

7 岁的丽儿患哮喘已有 3 年了，每年总会发作几次咳喘，每次吃点药，过几天就好了。然而昨天丽儿放学回来，突然喘起来，呼吸费劲，胸闷憋气，脸色青紫。丽儿妈妈吓坏了，急忙把丽儿送到了医院。医生说，再迟一些，丽儿就有生命危险了。哮喘真的这么可怕吗？哮喘会导致死亡吗？

由于哮喘是一种发作性疾病，在缓解期患儿几乎没什么症状，往往被家长忽视。事实上，哮喘的病死率并不低。近 20 年来，哮喘的患病率和死亡率正持续增加。目前仍在以每 10 年 20% ～ 50% 的比率增加，哮喘已成为仅次于癌症的世界第二大致死和致残疾病。我国的情况更为严重，哮喘的死亡率高达 36.7/10 万，居全球第一。这里面的原因有很多医生对规范性治疗的认识不够，更由于患者及家属对疾病的重视程度不够。

其实，只要正确地认识哮喘，坚持规范地治疗，许多患儿最终都能摆脱哮喘的困扰，脱离死亡的阴影。

专家提醒

哮喘给孩子带来的危害是多方面的，比如心理影响、生长发育影响、猝死以及沉重的家庭经济负担等。因此，重视哮喘、早期诊断、及早治疗，可以有效地减少哮喘带来的危害。

8 哮喘不发作时也需要治疗吗

小楠一到换季就会流清涕、咳喘，有时接触了猫、狗也会感到胸闷。医生说小楠得了哮喘，建议他进行规范地治疗，不发作时也需口服或吸入药物，以彻底控制哮喘。可小楠的妈妈想："平时孩子好好的，每次发作很快就好了，长期用药既麻烦又增加经济负担，关键是"是药三分毒"，老吃药会对孩子有不良影响。"于是也就没把医生的建议当回事儿。小楠妈妈的想法正确吗？

我们知道，哮喘反复发作的主要原因是患儿的气道存在过敏性炎症及气道高反应性。当患儿接触到一些诱发因子如过敏原、呼吸道感染原时就会诱发哮喘，即使在轻度哮喘或缓解期，这种病理改变也会持续存在。随着哮喘的反复发作，上述病变逐步加重，甚至形成不可逆的改变，贻害终身。因此，必须在哮喘的缓解期积极治疗，增强体质，改善患儿气道的慢性炎症，降低气道高反应性。哮喘缓解期的治疗，不仅可以减轻患儿发作时的症状，而且可以增强患儿的体质，提高患儿的抗病能力，起到减少哮喘发作次数并最终控制哮喘的重要作用。

专家提醒

哮喘的控制需要医生和家长的密切配合，长期坚持。千万不要寄希望于"一针就好"的灵丹妙药。要相信，只有坚持合理、规范的治疗，绝大部分哮喘是可以控制的。

9 孩子长大了哮喘自然就会好吗

6岁的思思每年总会有几次咳嗽、喘息。最近思思又开始咳喘了，晚上喘得睡不好觉，思思妈妈带她去医院看病，医生说思思患的是哮喘，需要积极治疗，给思思开了吸入用的激素。可思思妈妈并未给她使用，原因是思思的爷爷、奶奶坚决反对给孩子用激素，说："小孩子喘点没什么可怕的，长大了自然就好了，思思爸爸小时候一直喘，可上了中学以后渐渐地就没事了。"老人的想法正确吗？

社会上有一种说法"小儿哮喘长到成人就好了，治不治无所谓"。许多人认为当孩子逐渐进入青春期，随着各方面身体条件的成熟，一些幼儿时期的疾病也会自然而然地消失。因此，他们不去积极地治疗，而是秉持等孩子长大了自己就会好的态度。殊不知这是十分有害的，会使不少患儿错过治疗的有利时机。虽然进入青春期后有一部分儿童的哮喘可以完全缓解，甚至终生不再发作，但大部分患儿尽管青春期哮喘得以缓解，但成年后哮喘会再发。40岁左右发病的哮喘患者，问起既往病史，大部分都说儿童时期有过哮喘。还有部分哮喘患儿即使到了青春期，哮喘仍不缓解甚至持续终身，最后形成肺气肿或肺心病而致残，家长后悔莫及。

如果您的孩子患有哮喘，千万不要迟疑，治疗越早越好，尽量争取在青春期前治愈，即使进入青春期仍未治愈，也会由于儿童期的积极治疗而使病情大为好转。

专家提醒

研究证实，小儿哮喘若不经正规治疗，约50%以上可发展为成人哮喘，而经过积极治疗的哮喘儿童仅有5%～10%变为成人哮喘。因此专家指出，诱发支气管哮喘的病因很多，且治疗周期长，根治相当不易，家长不可轻视，一定要积极治疗，尽快控制病情，让哮喘患儿及早康复。

10 哮喘会落下病根吗

小林4岁了，近1年来经常出现咳嗽、喘息、鼻痒，每次去医院经过1周左右的治疗，就恢复如常，可过一段时间就又开始咳喘了。医生说小林患了哮喘。小林的爷爷很紧张，小林是不是落下哮喘的病根了，就像韭菜一样，割了一茬，就会又长出一茬来。

很多哮喘患儿的家长很担心哮喘会落下病根，急切地盼望医生给孩子"除根"。那么，哮喘到底有没有根呢？我国自古有"哮有宿根"之说。中医认为哮喘患儿先天不足，加之后天失养，致肺、脾、肾三脏均有不足，这种不足的状态是哮喘发病和复发的内在因素，也可以理解为是哮喘发病的根源。西医认为哮喘与遗传、环境因素有关，具有某些特定遗传基因的患儿，遇到过敏原等因素的刺激，导致气道的慢性炎症及高反应性，成为哮喘反复发作的基础。总之，无论中医、西医都强调患儿的体质不足及养护环境不当可能是哮喘反复之根。

专家提醒

哮喘患儿越早治疗，其肺、脾、肾不足的状态，或者说气道的慢性炎症越容易得到改善，也就是所谓的"哮喘病根"越容易清除。因此，治疗小儿哮喘越早越好。

11 哮喘能根治吗

8岁的雯雯患了哮喘，经过吸入激素等治疗，目前，已经很少发作喘息了。可雯雯的妈妈不放心，生怕哪一天雯雯再次出现咳喘，要求医生给雯雯根治哮喘。医生却说，就目前的医疗水平来说，哮喘尚不能根治。雯雯妈妈感到很沮丧，得了哮喘真的就没法根治了吗？

首先，全球公认的治疗哮喘的目标不是完全彻底的治愈，而是"长期控制"。也就是说，确诊的哮喘患者可以通过正规地治疗达到最好的生活质量。

我们知道哮喘是遗传因素和环境因素共同作用的结果，由于目前的科学技术水平尚不能改变人的基因，因此，不能通过摆脱遗传因素彻底治愈哮喘。但这并不是说得了哮喘就没救了，我们可以通过对环境的控制来控制哮喘。可以通过让孩子减少或避免接触诱发因素，调整饮食结构，少吃致敏食物，改善机体的免疫状态，增强对疾病的抵抗能力，积极治疗，减轻气道的高反应性，从而达到预防发作、减轻症状的目的。实践证明，只要规律治疗、合理调护，绝大多数哮喘患儿都能最终摆脱哮喘的困扰，过上丰富多彩的生活。

专家提醒

家长见到各种承诺可以根治哮喘的广告一定要警惕，因为，迄今为止还没有哪位科学家可以彻底治愈哮喘。

NO.2

小儿哮喘为哪般

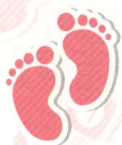

1 小儿哮喘的常见诱发因素有哪些

4岁的琳琳是一名哮喘患儿,虽然妈妈一直在间断地给她治疗,可她还是总犯。医生说琳琳反复发作哮喘的原因主要是没有很好地避免诱发因素。那么,小儿哮喘有哪些常见的诱因呢?

调查显示感染、接触过敏原、冷空气及特殊气体刺激是常见的诱因。具体主要有以下几个方面:

感染

呼吸道感染,尤其是呼吸道病毒感染,是诱发儿童哮喘的主要原因。其中主要包括呼吸道合胞病毒、副流感病毒、腺病毒、鼻病毒。另外肺炎支原体也是引起哮喘发作的重要感染原。

接触过敏原

如吸入花粉、螨虫、霉菌、棉絮、蚕丝、兽毛、羽毛、飞蛾、疟原虫等过敏物质,或进食鱼、虾、蟹、蛋、牛奶、热带水果,或服用某些药物,如阿司匹林,可引起一部分患儿哮喘。

接触对气道有刺激性的物质

由于患儿的气道反应性高,当闻及某些物质,如蚊香、香烟、油烟、汽油、油漆、敌敌畏、樟脑等的气味时,可刺激支气管黏膜下的感觉神经末梢,反射性地引起咳嗽,并刺激迷走神经而导致支气管平滑肌痉挛。

气候改变

儿童对气候变化很敏感,如突然变冷、受冷空气刺激或气压降低,常可诱发哮喘发作。所以儿童哮喘发病,以寒冷季节多见。这与呼吸道感染也有一定关系。

运动

儿童剧烈运动时,可引起哮喘发作。运动诱发哮喘发作,是由于短时间内从肺泡经气道呼出并损失了大量水分，在物理刺激下，许多细胞产生并释放出能使平滑肌收缩的介质；同时，可能有神经传导参与作用，导致反射性的支气管痉挛而发生哮喘。

❤ 其他因素

有的患儿因进食过甜或过咸的食物而发病，还有的因情绪改变（如大哭、大笑、紧张、恐惧等）引起哮喘发作。

2 遗传因素与小儿哮喘的发病有什么关系

子明和子月是一对双胞胎，两个小姑娘不仅长得一模一样，就连得病也一样。两人都患有哮喘，每次妹妹一喘息起来，不一会儿姐姐也会发病。他们的父母很犯愁，难道哮喘这病和基因有关系？哮喘有遗传性吗？

支气管哮喘是过敏性疾病的一种。一般来说，过敏性疾病具有某种遗传倾向。许多国内外研究资料证实：哮喘具有遗传性，患儿有家族及个人过敏史，如哮喘、婴儿湿疹、荨麻疹、过敏性鼻炎等的患病率较一般的群体为高。诸君龙对上海哮喘患者的调查表明：在 1220 例哮喘患者中，有 589 例患者的家族中有哮喘、过敏性鼻炎和（或）其他过敏性疾病，占 48.2%。

近年来，有人认为过敏原的致敏能力是可以遗传的，外源性哮喘的细胞染色体上存在遗传基因，即外源性哮喘属于多基因遗传，其遗传度为 56%～76%；内源性哮喘为常染色体隐性遗传。一般来说，哮喘的发病年龄越小，其特应性家族史越明显。据调查，双亲都有特应性体质者，其子女发病率较高，约 75% 可发生特应性体质；一方有病者，子女发病率约为 50%。上海医科大学华山医院 1984 年调查了 200 例哮喘患儿与 200 例正常儿童，结果显示，200 例哮喘患儿的一级亲属（父母亲及同胞兄弟姐妹）672 例中有 139 例（20.7%）发现有 I 型变态反应性疾病，而 200 例正常儿童的一级亲属 757 例中仅 39 例（5.2%）有过敏史，二者差异显著。

支气管哮喘和其他过敏性疾病一样具有一定的遗传倾向，但决不是许多人所认为的"先天性"疾病。在哮喘患者的致病因素中，后天的即非遗传的因素所占比例更大。因此，患儿家长和医护人员都要树立信心，克服"哮喘病是爸妈给的，无法防治"的悲观想法。在起病之初，不论病情轻重都要积极治疗，发病时及时适当地用药；缓解期积极采取相应预防措施。且随着青春期的到来，80% 哮喘患儿的病情是可以减轻、控制，甚至痊愈的。

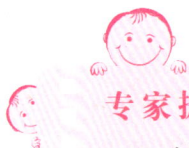

专家提醒

儿童哮喘是一种复杂性状的遗传性疾病。多数病例是由于多个遗传因素和环境因素相互作用而发病的。人类特应性素质的发生率约占正常人群的 30% ～ 50%，而哮喘的发病率则远远低于该水平，提示特应性素质的患儿能否发展成为哮喘，与后天的环境因素有着密切关系。

3 为什么孩子一感冒哮喘就发作

周末凯凯的爸妈带他去游乐城玩了一上午。凯凯出了许多汗，回家路上可能着凉了。晚上凯凯就开始发烧，流鼻涕，打喷嚏，咳个不停。早晨起来他呼吸急促，喘了起来。由于凯凯过去有哮喘史，爸妈担心孩子的哮喘又犯了，赶紧带他去医院就诊。凯凯妈妈问医生，为什么孩子每次感冒之后必定咳喘呢？

相信家中有哮喘患儿的家长一定很怕孩子感冒，因为很多哮喘患儿在感冒之后必定发作哮喘，不像成人哮喘那样与接触过敏原有关。那么，为什么小儿哮喘与感冒有密切的关系呢？

感冒是上呼吸道感染的俗称，所谓"一感冒就喘"，就是指呼吸道感染后出现哮喘发作。小儿呼吸道感染与哮喘的关系已日益受到国内外学者的关注。专家认为，某些感染原，尤其是病毒，既是感染原又是过敏原。

研究表明，呼吸道的病毒感染与哮喘发病之间存在着密切的关系，小儿较成人明显，尤其与5岁以下的儿童关系最为密切。成人由呼吸道病毒感染引起哮喘发作者约为3%，而在小儿则高达30%～42%，婴幼儿竟达90%。国外学者认为，在呼吸道感染中病毒感染是诱发小儿哮喘的最重要因素。1988～1990年全国小儿哮喘流行病学调查发现，95.2%的患儿其发作诱因是呼吸道感染，且主要为病毒感染。上海小儿哮喘流行病学调查显示，89.5%的患儿发作与上呼吸道感染有关。引起小儿哮喘发作的病毒主要为鼻病毒、副流感病毒及呼吸道合胞病毒。

另外，肺炎支原体感染也可诱发哮喘。重庆医科大学附属儿童医院的研究表明，13%的哮喘发作是由肺炎支原体感染诱发的。还有学者认为，某些细菌感染与哮喘发病有一定的关系。

总之，小儿哮喘的发生确实与呼吸道感染有着密切的关系，因此，应积极防治小儿呼吸道感染。

专家提醒

很多哮喘患儿在发病前常伴有鼻子痒、咽痒、流清涕、打喷嚏、咳嗽等先兆症状，这与感冒症状很相似，极容易被家长误以为是感冒。家长应该警惕的是，如果孩子在每次感冒过程中都伴有喘息、哮鸣、呼吸困难等症状，就要注意是否患上了哮喘。

4 哮喘和过敏有什么关系

8岁的佳俊确诊患哮喘好几年了。近1年来，虽然偶有哮喘发作，但都比较轻，很快就过去了。放暑假了，佳俊去南方的姑妈家玩，姑妈家有一只宠物狗，佳俊很喜欢，抱着小狗，爱不释手。谁知第2天佳俊就开始打喷嚏、流鼻涕、咳嗽、大口大口地喘息，鼻子也一扇一扇的。姑妈急忙送他去医院。医生说都是小狗惹的祸，佳俊的哮喘又犯了。

我们知道哮喘属于过敏性疾病，与过敏关系极为密切。过敏原是一组具有诱发人类产生过敏反应的变应原，是儿童哮喘的重要病因。过敏原主要分为吸入性过敏原和食物性过敏原。吸入性过敏原的种类繁多，主要分室内过敏原和室外过敏原。室内过敏原包括室尘、尘螨、真菌和蟑螂等，是儿童哮喘的主要原因。室外过敏原主要包括花粉和真菌。由于儿童室外活动较少，室外过敏原相对不太重要。随着人们生活水平的提高，室内多配备地毯、空调和湿化装置，使室内环境有利于屋尘螨、蟑螂、真菌、病毒和细菌的生长繁殖，因此须重视室内过敏原对哮喘发生的重要作用。

🦋 螨虫

螨是引起儿童哮喘的主要过敏原。与哮喘关系最密切的螨有4种，即屋尘螨、粉尘螨、宇尘螨和多毛螨，其中以屋尘螨最为重要，已经成为全球性的公共卫生问题。尘螨及其代谢产物可随室尘飞扬于居室内，特应性素质的儿童接触含尘螨的物质后即能引发哮喘。屋尘螨主要滋生在卧室的各种床铺卧具中，如枕头芯、毛毯、棉花及其制品、羊毛（羊绒）制品、羽毛制品、木棉、麻丝制品等，地毯、沙发和软垫椅、化学纤维中也能大量生长。尘螨以人体脱落的皮屑为食物，在沿海潮湿和温暖地区的尘螨滋生具有优势，而高原和干燥地区则较少滋生尘螨。

宠物

近年来，豢养猫、狗、兔子等宠物的家庭越来越多，由于儿童在家中的时间较长，因此在家中豢养宠物对儿童的影响更大。宠物的唾液、粪便、尿液、皮屑和毛发中通常含有较强的过敏原，是导致儿童哮喘的主要原因之一。美国的一项调查证实，接近18%的哮喘急性发作与宠物猫有关。有许多患儿并不一定直接或密切接触这些宠物，仅仅与它们在同一环境中即可致敏并引起哮喘发作。

蟑螂等昆虫

近年研究证实，蟑螂可能是导致城市和城市郊区哮喘病的重要过敏原，特别是在热带和亚热带更为常见。甚至有人认为蟑螂过敏原比尘螨过敏原更为重要，因此蟑螂已被认为是引起哮喘病的主要过敏原之一。蟑螂引起过敏的主要原因是蟑螂的体表皮屑、唾液、粪便和分泌物等所含的一种可以诱发过敏反应的蛋白质。其他昆虫，如飞蛾翅膀上的附着物和谷象的分泌物也可作为吸入性过敏原诱发哮喘。

霉菌

霉菌是引起气道变应性炎症的最主要过敏原。霉菌及其孢子可飘散在室内外的空气中，特别是在阴暗潮湿和通风不良的居室（如地下室、仓库或密闭房间）可有较高浓度的霉菌飘散。此外霉菌也可在冰箱、空调、通风管道、湿化和加热等设备中滋生。在沿海、热带、亚热带、湿润多雨和海拔较低的地区，由于潮湿、温暖的自然条件适宜霉菌的生长，尤其在夏季和梅雨季节，其周围环境和居室中的霉菌极易滋生，容易引起过敏和哮喘发作。

花粉类

花粉是人们认识最早的过敏原，能引起哮喘的花粉主要是以风为传播媒介的气传花粉。气传花粉在空气中飘散有地域性和季节性的特点。目前已知可引起哮喘的花粉达数百种，其中较为重要的包括豚草、梯牧草、六月草（美国、加拿大）、百慕大草（南美）、禾本科植物（欧洲）、蒿属（中国）等，这些植物均有较为固定的花期。我国幅员辽阔、跨越温带和亚热带，可引起致敏的花粉种类繁多，而不同地区的种类也有较大的差异。

🦋 某些食物、药物

有的患儿接触或进食容易过敏的异种蛋白，如鱼、虾、蟹、蛋、牛奶等就会出现皮疹，甚至引起喘息发作；还有的孩子服用某些药物，如阿司匹林会发作哮喘。

🦋 其他

丝制品，如丝棉、丝绸等的丝纤维中含的丝胶蛋白是主要的过敏成分。棉花纤维、麻织物的纤维、枕头的填充物（木棉、羽毛、谷糠、蒲绒等）等均可导致儿童致敏并诱导哮喘发作。

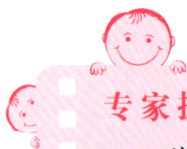

专家提醒

引起过敏的物质种类繁多，有些对普通人不过敏的物质，对哮喘患儿则可能是重要的过敏原，因此作为家长一定要细心观察，尽量避免过敏反应的发生。

5 吸烟与小儿哮喘的发病有什么关系

5岁的萌萌患哮喘2年了，虽然一直按医生的嘱咐用药，可效果不大理想，还是总有哮喘发作。一次医生详细询问了萌萌的生活环境，得知萌萌爸爸和爷爷都是烟民，认为这是导致萌萌哮喘控制不理想的主要原因。那么，吸烟与哮喘的关系到底有多大呢？

被动吸烟和吸烟与哮喘的关系极为密切，这已是不争的事实。吸烟对于哮喘患者是一种强烈的诱发因素，比一般异常气体引起的危害更大。香烟中的尼古丁可刺激迷走神经，引起支气管痉挛；焦油可引起支气管黏膜上皮的增生和变异；氢氰酸可损害支气管黏膜上皮细胞及其纤毛，使支气管黏膜分泌黏液增多，气道阻力增加，进而反射性地引起支气管痉挛，而支气管痉挛是哮喘发生的直接诱因。

对于儿童来说主要是被动吸烟，也就是二手烟造成的危害。国内外大量研究证实，二手烟对儿童的伤害最为明显。双亲吸烟尤其是母亲吸烟可导致子女的肺生长发育不全或气道变应性炎症，而成为发生哮喘的危险因素。母亲或父亲在家每天吸 20 支烟，他们的子女患哮喘等下呼吸道疾病的危险较不吸烟家庭高 2.8 倍。研究表明，大约 7.5% 的儿童哮喘是由母亲吸烟引起的，且患儿自身也很可能过早成为吸烟者。而从小生活在二手烟环境中的儿童，更易患有可能引发哮喘的慢性咳嗽、咯痰等呼吸道病症。新的研究还发现，孕妇每天超过 8 小时处于香烟环境中，所生孩子发生哮喘的概率会增加 2 倍。

即使有烟瘾的家长到屋子外面吞云吐雾，他们的孩子仍然会受到危害，尤其是哮喘儿童。这是美国国家犹太人医学中心变态反应专家瑞比诺维奇博士，通过对家长吸烟对孩子影响的剂量反应关系进行研究后得出的结论。虽然家长到室外吸烟会使损害减少，但不等于没有损害。即使只暴露于一根烟的烟雾中，对有哮喘的儿童来说也是不能接受的。曾有报道说，居住在一层的人吸烟，可引起住在五层的哮喘患者发病。所以，如果你真的爱孩子，就一定要戒烟。

专家提醒

有些家长认为，只要不在孩子身边吸烟就不会对孩子造成危害。殊不知当您吸烟时烟雾的颗粒会沉积在室内的墙壁、窗帘、沙发等物品上，以及吸烟人的衣服、头发中，当孩子回到曾经有人吸烟的室内，或吸烟者接触孩子时同样会对孩子的气道造成损伤，即所谓的三手烟伤害。因此，家有哮喘患儿的家长应彻底戒烟。

6 居室装修与哮喘的发病有什么关系

丁丁家去年买了新房，装修好后，赶在春节前搬进了新居。住进新房不久，丁丁就每天早晨起来打喷嚏、流鼻涕、嗓子疼，爸妈以为他是感冒，也没太在意。然而丁丁渐渐地出现咳嗽、气喘，在外面还好，只要一回家就咳喘加重，于是父母带丁丁去医院就诊。医生说，丁丁得了哮喘，原因可能与装修后的空气污染有关。

室内装修引发的有害气体污染问题，近年来越来越受到人们的关注。随着生活水平的提高，室内空气对流性减少、家庭装修增多、化学装饰材料的多样化、使得室内刺激物对儿童的影响越来越严重。很多儿童哮喘的首次发作均与接触上述有害气体有关，尤其是儿童住进刚装修过的房屋，油漆、装饰材料和合成板中的甲醛和苯等化学气味，极易诱发儿童的呼吸道过敏。室内的污染气体包括甲醛、氡、苯、合成纤维、微生物和某些有机物等。特别是到了冬季，室外温度低，大家注意保温，门窗紧闭，减少了室内通风换气，室内空气中的污染物质浓度增大，从而容易引发哮喘。

专家提醒

为预防"装修性哮喘"，要注意以下几点：首先是使用装修材料时，应尽量使用环保型材料，有条件的可请有关部门对刚装修完的新居进行检测。第二，新居装修完毕，应暂不进住并注意通风。第三，已经入住新房的家庭要每天定时开窗通风，保持室内空气新鲜；有条件的应每天早、中、晚3次各通风20分钟。第四，避免使用地毯、动物毛毯等以避免尘螨、蟑螂及霉菌的滋生。第五，避免使用有芳香或其他刺激性气味的洗涤剂、杀虫剂及油漆，以免吸入其挥发性抗原成分而诱发哮喘。第六，不要在居室环境内种植花草。

7 空气污染与小儿哮喘有关系吗

我们说，空气污染包括室内的空气污染和大气中的空气污染。室内的空气污染主要是装修和居室的密闭造成室内某些污染物的浓度增大；以及日常生活产生的气味和过敏原，包括居室清新剂气味、含有化学药物的杀虫剂及厕所清洁剂气味、各种烟雾（包括蚊香烟雾、煤烟和油烟等）、母亲使用的化妆品、煤气或天然气燃烧所产生的二氧化硫、羊毛地毯等。

室外的空气污染包括工业烟雾、光化学烟雾、汽车废气等所造成的污染，其中主要包括二氧化硫、二氧化氮、一氧化碳等。

近年来，随着我国城市化和工业化的进展，各城市汽车的拥有量也在成倍增长。在城市煤烟污染问题远未能完全解决时，又出现了汽车尾气的污染问题。在这种条件下，中国大气污染形成了高浓度煤烟型污染与严重的交通型空气污染叠加产生的"复合型空气污染"，这种污染在中国北方城市的冬季更加严重。

世界卫生组织在 2005 年发布的空气中细微颗粒物浓度推荐标准仅为每立方米 20μg，而调查表明在我国的辽宁地区为每立方米 124.2μg，是世界卫生组织推荐标准的 6 倍多。而另一项结果显示，每立方米空气中细微颗粒物增加 31μg，就会使儿童患哮喘病的风险增加 36%；如果是有家族遗传史的易感儿童，这个概率则增加到 52%。香港的一项研究证实，大气污染程度加重与儿童哮喘的住院率增多有显著相关性。美国斯坦福大学最近的一项研究显示，暴露于被污染的空气中会改变和影响人体的一种基因功能，从而导致哮喘病加重。墨西哥城的哮喘患儿咳嗽、喘息以及平喘药物用量随大气中污染成分浓度的上升而增加，城市内穿梭的小巴（以汽油和天然气为燃料）、大巴和卡车（以柴油为燃料），与哮喘症状的加重密切相关。

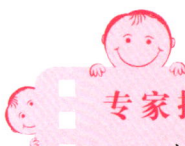

专家提醒

为防止空气污染引发哮喘，应教育孩子远离停车场、公路旁等污染物浓度较高的场所，必要时应戴口罩，以尽量减少空气污染对孩子的影响。

四日市位于日本东部伊势湾海岸，由于交通方便，很快成为发展石油工业的窗口。1955 年，四日市的第一座炼油厂建成后，其他一些相关企业纷纷成立，石油联合企业逐渐形成规模。正当人们对这些将会带来滚滚财源的大型企业艳羡不已时，可怕的公害病已悄然潜入了人们的生活中。

从 1959 年开始，昔日洁净的城市空气变得污浊起来。在邻近石油联合企业的盐滨地区，居民住宅周围弥漫着恶臭，甚至在炎热的夏天也不能开窗通风换气。由于工业废水排入伊势湾，水产发臭不能食用。石油冶炼产生的废气使天空终年烟雾弥漫。全市平均每月每平方千米降尘量为 14 吨（最多达 30 吨），大气中二氧化硫浓度超过标准 5～6 倍，烟雾厚达 500 米，其中漂浮着多种有毒有害气体和金属粉尘。很多人出现头痛、咽喉痛、眼睛痛、呕吐等症状，患哮喘的人数剧增。1964年，四日市烟雾不散，致使一些哮喘病患者在痛苦中死去。1967年，又有一些哮喘病患者因不堪忍受疾病的折磨而自杀。到1979年10月底，四日市确认患有大气污染性疾病的人数为775491人。

化石燃料（煤、石油等）在燃烧时会排出大量的二氧化硫废气，当其在大气中的浓度达到10%以上时，就会强烈地刺激和腐蚀人的呼吸器官，引起气管和支气管的反射性挛缩，使管腔缩小，黏膜分泌物增多，呼吸阻力加大，换气量减少，严重时会造成喉痉挛，甚至使人窒息死亡。特别是当大气中的二氧化硫吸附在漂浮的金属粉尘中时，就能随粉尘侵入人体的肺泡。由于四日市的居民长年累月地吸入这种被二氧化硫及各种金属粉尘污染的空气，呼吸器官受到了损害，因此，很多人患有呼吸系统疾病，如支气管炎、哮喘、肺气肿、肺癌等。又因四日市的呼吸系统疾病患者大多一离开大气污染环境，病症就会得到缓解，所以人们把这种病统称为"四日市哮喘病"。

8 运动与小儿哮喘的发病有什么关系

5岁的成成是一名哮喘患儿，平时不怎么咳嗽、喘，可每当他剧烈地跑跳一阵后常常会出现咳嗽，严重时还会出现喘息。因此，成成妈总是限制他运动，担心运动会加重他的哮喘。那么，运动真的会引起哮喘发作吗？哮喘患儿能运动吗？

许多哮喘患儿的家长都有类似成成妈这样的体会——孩子运动后会出现咳嗽。运动引发哮喘的发病机制尚不清楚，目前有以下几种说法：①过度通气，气道热量和水分的丢失，气道温度下降，有利于支气管平滑肌细胞因去极化而收缩；气道水分的丢失造成支气管纤毛周围呈暂时性高渗状态，当渗透压增加时亦会引起支气管平滑肌收缩；散热和散湿过程还能反射性地兴奋迷走神经，并可导致组胺和其他介质的释放。②缺氧性支气管收缩。③代谢性酸中毒。④炎症介质释放。⑤α-肾上腺素能受体兴奋性亢进等。

运动可诱发哮喘，但不等于哮喘患儿不能运动，而必须处于"休眠"状态。事实上国际奥林匹克运动会的运动员中就有一些是哮喘患者，其中还有不少得到奖牌，取得了很好的成绩。这表明给予适当地指导和药物预防性治疗，多数患儿可和正常孩子一样生活、运动。恰当的运动对增强患儿的体质、增强抗呼吸道感染的能力、增强肺通气功能是有好处的，但在运动项目的选择方面应有所考虑。一般认为可能使患儿大量丢失热量和水分的剧烈运动项目不适于哮喘患者，如登山、长跑、马拉松、短跑等，而游泳则影响较小。某些药物对哮喘患者运动的进行也能起到保障作用。

运动有利于儿童的生长发育及心理健康。近年国外研究表明，运动可以显著改善哮喘患儿的哮喘症状、降低入院率、减少药物用量、改善患儿的生活质量以及预防长期使用糖皮质激素发生骨质疏松的可能等。因此，儿童哮喘的治疗在强调规范使用、控制药物的同时，运动处方应该成为所有哮喘患儿管理的重要组成部分。

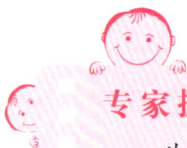

专家提醒

为防止运动性哮喘的发生，首先，家长可在孩子运动前使用预防药物。通常于运动前10分钟开始吸入短效 β_2-受体激动剂，如沙丁胺醇气雾剂。第二，运动前做热身运动。运动前的热身和准备活动可避免或减轻运动性哮喘的发作。第三，避免吸入干冷空气。室外运动时戴口罩，有助于预防运动性哮喘的发作。第四，运动性哮喘发作时，应立即停止运动，并吸入 β_2-受体激动剂。

9 大哭大笑会引发小儿哮喘吗

3岁的悦悦患有哮喘，不久前开始上幼儿园。由于孩子不愿意去幼儿园，有一天大哭大闹了一阵，没一会儿就喘了起来。悦悦妈赶紧送她去医院就诊，医生说这是情绪波动引起的哮喘急性发作。还有一次悦悦和爷爷玩藏猫猫，悦悦开心地"咯咯"大笑，不一会儿居然也出现了喘息。悦悦妈很苦恼，难道哮喘的孩子连哭和笑都不能吗？为什么大哭大笑会引起哮喘发作呢？

有部分家长常会述说其孩子在大哭大笑后出现剧烈的咳嗽，甚至出现喘息。澳大利亚新南威尔士大学的儿科专家对500多名哮喘病儿童进行研究后发现，儿童哮喘中有2/3是由哈哈大笑、挠痒痒和情绪激动引起的，大笑比运动和烟雾更易导致呼吸困难。

大哭大笑引发哮喘的机制十分复杂，可能与以下因素有关：①孩子的情绪波动可导致迷走神经过度兴奋，分泌乙酰胆碱增多，增加支气管平滑肌的张力，而引起支气管哮喘发作。②大哭大笑是一个过度通气的过程，使呼吸道黏膜细胞脱水，渗透压升高，从而诱发喘息发作。由于患儿大哭大笑，呼出大量二氧化碳，致使血液低碳酸化而诱发支气管痉挛，引发支气管哮喘而出现咳嗽、喘息。

研究表明，大多数哮喘病儿童或多或少有精神、心理和情绪等心理诱发因素。某些患儿可因某些情绪因素的改变而诱发喘息，如生气、精神紧张、恐慌、愤怒等均可成为儿童哮喘发作的诱因之一。例如由于父母对哮喘患儿的过多照顾而使其产生依赖心理，当父母离开时可使患儿出现焦虑或惊恐等情绪而诱发哮喘。某些学龄期儿童因为作业没有完成，怕老师批评而经常导致夜间哮喘发作。有些哮喘患儿还会伴有精神上的异常，如精神非常兴奋、好动、对自己的行为有时缺乏自控能力。所以哮喘发作与情绪有关，应尽量避免孩子哭闹或大笑。

专家提醒

当孩子经常出现大哭大笑后的剧烈咳嗽时，应予以足够的重视，要警惕孩子是否患有哮喘，做到早期诊断、早期治疗。

10 药物与小儿哮喘的发病有什么关系

冉冉是一名哮喘患儿，这几天患了感冒，发烧，流涕，咯痰。妈妈带他在社区医院输液，医生给他开了青霉素类的药物静点，可是液体还没输进去多少，冉冉的脸上、手上就开始出现皮疹，并感觉瘙痒、胸闷，而且嗓子里"嘶嘶"的，冉冉妈妈好紧张，赶紧喊医生。医生说冉冉可能是对药物过敏，引起哮喘发作了，于是立即停止给冉冉输液，并开了一些抗过敏及平喘的药，冉冉的喘息及皮疹渐渐减轻了。那么，为什么药物会引发哮喘呢？还有哪些药物会诱发哮喘？

引起支气管哮喘发作的药物有以下几种：

解热镇痛剂

阿司匹林及同类药（如消炎痛、去痛片、安乃近、布洛芬、保泰松等）有解热镇痛的作用，因小儿感冒发热较多，因此常常使用，若口服后引起哮喘发作，称为阿司匹林哮喘。若同时伴有鼻窦炎及鼻息肉，则称为阿司匹林三联症。阿司匹林三联症是一种少见，但相当严重的哮喘病。

β－受体阻滞剂

普萘洛尔、心得宁、氧烯洛尔、乙胺碘呋酮等。

🦋 抗生素

青霉素、红霉素、先锋霉素 I、螺旋霉素等。

🦋 磺胺类药

拟交感神经药——平喘药、麻黄素、异丙肾上腺素、喘息定、肾上腺素。

🦋 蛋白类制剂

链激酶、胰蛋白酶、糜蛋白酶、促皮质素、各种疫苗、抗毒素血清制品、口服花粉制品。

上述药物中以阿司匹林和 β – 受体阻滞剂较为常见。

各类药物引发哮喘的机制不尽相同。阿司匹林引起哮喘的机理，可能是阿司匹林抑制前列腺素合成，使花生四烯酸被合成为白细胞三烯，从而引起支气管平滑肌强烈而持久地收缩，导致哮喘发作。β – 受体阻滞剂可阻断支气管平滑肌上的 β_2 – 受体，导致哮喘严重发作。青霉素和其他类抗生素主要通过由 IgE 介导的过敏反应诱发支气管痉挛。

专家提醒

哮喘患儿使用药物一定要慎重，尤其是发热时，要慎用阿司匹林等药物退热。

11 哪些食物可诱发小儿哮喘

可可的小姨昨天结婚，在小姨的婚礼上，5 岁的可可忍不住吃了几块糖，晚上可可就开始咳嗽，一夜咳个不停，今天早上又喘息起来，可可妈妈急忙带她去医院。医生说可可的哮喘又犯了，罪魁祸首可能就是那几块糖。可可妈妈急于知道有哪些东西哮喘的孩子不能吃呢？

食物过敏的患病率为 1%～2%，而在儿童约为 8%。在食物过敏的患者中哮喘病的患率明显增加，为 6.8%～17%，而对牛奶过敏的儿童，哮喘的患病率则高达 26%。约有 30% 的哮喘患者有摄入某种食物后诱发哮喘的病史。因此，食物中的过敏原是引起儿童哮喘的重要原因。随着生活水平的提高和我国物流的开放，在我国引起哮喘的食物种类越来越多。据不完全统计，全世界有 6000 余种食物可以诱发过敏，其中常见诱发哮喘的食物包括以下几种：

🦋 牛奶及牛奶制品

牛奶及牛奶制品是诱发婴幼儿哮喘的最常见食物变应原。牛奶中甲种乳白蛋白是所有牛奶成分中变应原性最强的成分。由于甲种乳白蛋白具有较高的种属特异性，故对牛奶过敏的儿童可以考虑采用山羊奶来替代。

🦋 鸡蛋

鸡蛋及蛋制品可以导致各年龄段的患者过敏，其中蛋清中的卵白蛋白是诱发呼吸道过敏的主要成分；蛋黄很少诱发过敏。鹌鹑蛋、鸭蛋和鹅蛋等也可诱发呼吸道的过敏症状。

🦋 海产品及水产品

鱼类、虾类、蟹类、贝类和蚌类等均可诱发哮喘，例如鳟鱼、鲑鱼等鱼肉颜色偏红的鱼类易诱发呼吸道症状；虾、蟹等甲壳类海产品也含有较高的变应原成分，这些变应原通常耐热，熟食也常可诱发过敏性哮喘。

🦋 花生、芝麻和棉籽等油料作物

主要是与这些食物含有较高的蛋白质有关，一旦制成油制品则很少诱发过敏症状。食生花生引发哮喘发作的案例并不少见。

🦋 粮食

如小麦、玉米、荞麦和谷类等。面包师哮喘即与接触小麦粉有关。此外，面粉中的螨类也是引起呼吸道过敏的重要原因。

🦋 水果及坚果

桃子、苹果、橘子、杏、菠萝和草莓等水果，以及核桃、开心果、榛子和松子等坚果的果仁，尤其热带水果很容易引起我国儿童过敏，甚至哮喘发作。

🐔 某些肉类及其制品

猪肉、牛肉、羊肉、鸡肉均可诱发过敏。

🐔 某些蔬菜

如茼蒿、灰菜、蘑菇、西红柿、大葱、土豆、白菜、大蒜和辣椒等。

🐔 其他食物及食品添加剂

如咖啡、巧克力、啤酒、果酒、花粉制成的保健品、某些可食昆虫（如蚕蛹、蚂蚱等）以及味精（谷氨酸钠）、亚硫酸盐等。

另外调味品也是引起儿童哮喘的常见原因，包括盐、糖、醋、酱油、姜、蒜、花椒、大料、腐乳等。很多哮喘患儿都有饮食过咸、过甜引起哮喘发作的经历。还有不少患儿在进食冰淇淋等冷饮及饮用各种饮料后出现哮喘。

专家提醒

食物作为一种诱发儿童哮喘的过敏因素，通常不是终身性的，而是阶段性的。以前过敏的食物，一段时间以后可能就不过敏了。家长应细心观察，以免给患儿限制太多，影响生长发育，失去生活乐趣。

12 母乳喂养可减少小儿哮喘的发生吗

　　林女士十月怀胎，如愿生下一个 6 斤重的宝宝。由于工作的关系，林女士仅给孩子喂了 1 个月的母乳就要去上班，想改为奶粉喂养。可孩子的奶奶不同意林女士的做法，她说自己的另一个孙子就是喝奶粉长大的，结果得了哮喘。这个小宝宝一定要吃妈妈的奶，以免"悲剧"重演。老人的担心有道理吗？

　　有关婴幼儿的喂养方式与儿童哮喘的关系仍然存在争议，但目前大多数学者认为母乳喂养可减少小儿哮喘的发病概率。加拿大多伦多儿童医疗中心的医生通过对 2000 位母亲和她们 1 ～ 2 岁的孩子做了一项跟踪调查，结果发现在那些患有不同程度哮喘的儿童中，没吃母乳而单纯依靠人工喂养的孩子所占的比例明显高于吃母乳的孩子，而且孩子吃母乳的时间越长，罹患儿童哮喘的概率就越低。

　　婴儿用母乳喂养的优点在于，母乳中有各种免疫球蛋白及非特异性防卫物质，能保护婴儿在最初几个月不受感染、不产生变态反应，尤其是母乳中的免疫球蛋白 A。母乳中的分泌型免疫球蛋白能耐受酸性及蛋白溶解酶的作用，能阻止类蛋白和其他触发变态反应的物质由婴儿肠壁侵入。这类物质包括牛奶蛋白，是婴儿变态反应的一个常见原因。母乳中还含有大量的巨噬细胞、抗呼吸道感染的抗体，能使呼吸道的病毒失去活力。产妇分娩后 2 天内的乳汁均含有抗病毒抗体。因此，应尽量用母乳喂养婴儿，尤其在出生后 6 个月内。出生后 3 个月内的婴儿不宜服用蛋类，以免婴儿致敏；在 6 ～ 9 个月之后，婴儿体内的免疫力逐渐增强，可开始服用蛋类。

　　此外，母亲进食蛋白后 2 ～ 6 小时便可从母乳中检测出来，其含量可持续 1 ～ 4 天，提示了母亲的饮食可以影响到婴儿。因此有过敏体质的母亲在哺乳期应避免食用容易过敏的食物，如牛奶、蛋类、海鲜及坚果等。

专家提醒

　　研究发现，进食"低过敏原奶粉"，能有效减少婴儿日后发生过敏性疾病的机会。这种奶粉是把牛乳蛋白提前水解，使蛋白质颗粒变小（<1.5kD），所以喂食这类"水解低过敏原奶粉"可以有效延缓或减少儿童哮喘及过敏性鼻炎的发生概率。

13 什么是哮喘卫生学说

　　天天是一名哮喘患儿，他的妈妈特别注意环境卫生，每天把家里打扫得一尘不染，生怕哪里不干净引起天天的哮喘发作。可有一天他妈妈在网上浏览哮喘的相关网页，发现有一种说法是太干净也会引起哮喘。不是从小到大都提倡我们要讲究卫生吗？怎么干净反而会生病呢？难道老话说的"不干不净，吃了没病"真的有道理吗？

　　1989 年，英国学者 Strachan 提出了一个"卫生假说"，认为幼年早期患感染性疾病，可能会减少湿疹、过敏性鼻炎、支气管哮喘等过敏性疾病的发病。哮喘的发病其实有一个比较明显的规律，就是城市显著高于农村；儿童发病率高于成年人。美国宾夕法尼亚大学的研究表明，生活在郊区的人过敏性疾病的患病率低于在城市生活的人；越是干净的、绿化多的城市，越是对清洁卫生高度重视的家庭，孩子得哮喘的机会也就越高。2000 年，我国儿科哮喘防治协作组对城区儿童哮喘患病率的调查结果显示，城市儿童哮喘患病率呈明显上升趋势，同时也提示生活卫生条件的改善可能与哮喘患病率地增高有关。因此，"不干不净，吃了没病"是有一定道理的。

究其原因在于，人的免疫系统是在成长过程中一次次被"侵犯"后才逐渐完善的。在我们生活的环境中，虽然大多数细菌是有害的、应该清除的，但也有部分细菌会做"好事"——激活人体的免疫功能，孩子感染这些细菌正好可以让免疫系统"实践"一下。如果人一直处于过于洁净的环境中，免疫系统根本无法启动，就会像新生儿一样脆弱。因此，如果家长们把孩子生活的环境消毒得太彻底，以至于这些"好细菌"也不能幸免的话，那么当孩子遇到一点"脏东西"，如花粉、动物皮屑或者其他普通无害的物质时，人体的免疫系统便会对它们作出激烈的反应，从而引起哮喘、过敏性鼻炎等疾病。

专家提醒

尽管许多医生怀疑过度清洁是引起过敏的主因，但也并不提倡人们抛弃必要的卫生习惯，只是说，讲卫生不要过于吹毛求疵，生活中少许的"不干不净"反而会令人更健康。

14 哮喘为什么常在夜间发作

豪豪上小学了，昨天开学兴奋了一天，晚上不知什么原因出现了咳喘。妈妈知道他的哮喘病又犯了，急忙送他去医院。折腾了一宿，喘息总算有了好转。妈妈经过一夜地紧张忙碌，已疲惫得无法上班。豪豪也没体力上学。豪豪妈发现他有许多次哮喘发作都是在夜间，这是为什么呢？

跟豪豪妈妈的感觉一样，大多数哮喘患儿及家长都有这样的体会，即哮喘多在夜间睡眠时发作，这是为什么呢？原因主要有以下几点：

与夜间迷走神经易兴奋的关系最为密切。因为在呼吸道的主要副交感神经是迷走神经，它们能自脑部的神经中枢发出兴奋冲动传出到呼吸系统，造成支气管平滑肌收缩、腺体分泌，并使血管充血、黏膜肿胀而致哮喘发作。

夜间肾上腺皮质功能减退，因此，肾上腺素分泌减少。随着糖皮质激素血浓度的降低，β－肾上腺素受体兴奋性也相应降低。支气管内 β－受体分布十分丰富，而哮喘发作的原因之一就是由于交感神经 β－受体功能低下，支气管应激性增高引起。

夜间门窗关闭，空气得不到流通，室内较白天有更多的引起哮喘发作的过敏原，如螨及屋尘积存。

哮喘患儿伴有鼻窦炎或副鼻窦炎时，睡眠平卧则分泌物向下流入气管导致咳嗽，引起支气管反射性痉挛而发作哮喘。

夜间睡眠时，因为体位的原因，胃内的食物或胃液可能反流到食管中，出现所谓的胃－食管反流，引起哮喘发作。

专家提醒

为避免患儿夜间哮喘发作，要保持室内空气温暖、干净；另外，晚饭吃得相对早一些、少一些。

15 什么是气道高反应性

4岁的慧慧是一名哮喘患儿，每次呼吸道感染后慧慧总会出现喘息。妈妈很困惑，幼儿园别的孩子呼吸道感染后几天就没事了，可慧慧为什么会引起喘息发作呢？医生说，这是因为慧慧的气道反应性高。那么，什么是气道高反应性呢？

气道反应性是指气道对各种化学、物理或药物刺激的收缩反应。如果这种刺激在正常人呈无反应状态或反应程度较轻，而在某些人却引起了明显的支气管狭窄和气道阻力增加，从而引发咳嗽、胸闷、呼吸困难和喘息等症状，称为气道高反应性。气道高反应性患儿的气管对各种刺激呈高度敏感状态，是支气管哮喘的主要特征和诊断依据，可直接反应支气管哮喘的严重程度。

气道高反应性常有家族倾向，受遗传因素影响，但外因性的作用更为重要。目前普遍认为气道炎症是导致气道高反应性最重要的机制之一。当气道受到变应原或其他刺激后，由于多种炎症细胞、炎症介质和细胞因子的参与，对气道上皮和上皮内神经的损害而导致的气道高反应性。病毒性呼吸道感染、冷空气、干燥空气、低渗或高渗溶液等理化因素刺激，均可使气道反应性增高。气道高反应性程度与气道炎症密切相关。目前已公认气道高反应性为支气管哮喘患者的共同特征。

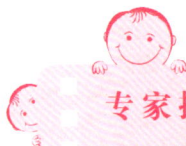

专家提醒

研究表明，1次呼吸道病毒感染会使哮喘患儿的气道高反应性持续将近1个月。因此，应尽量减少患儿呼吸道感染的次数，从而减少哮喘发作。

16 中医是怎样认识小儿哮喘的

中医认为哮喘是一种反复发作的哮鸣气喘性肺系疾病。临床以发作时喘促气急、喉间痰吼哮鸣、呼气延长、严重者不能平卧、呼吸困难、张口抬肩、摇身撷肚、唇口青紫为特征。哮喘的病因亦不外内因、外因两大类。

❤ 内因

（1）痰饮留伏：痰饮留伏的部位在肺，而痰饮的产生与肺、脾、肾三脏功能的失调密切相关。肺主一身之气，为水之上源，有通调水道的功能。素体肺虚或反复感邪伤肺，治节无权，水津不能通调、输布，则停而为痰为饮。脾主运化水湿，素体脾虚或疾病、药物伤脾，水湿不运，蕴湿生痰。故脾为生痰之源，所生之痰上贮于肺。肾为水脏，主一身水液调节，先天不足或后天失调致肾气虚衰，蒸化失职，停而化生痰饮，上泛于肺。

（2）遗传因素：小儿哮喘常有家族史，即患儿亲属中常有哮喘患者，故认为本病具有一定的遗传倾向。素体肺、脾、肾不足，津液凝聚为痰，伏藏于肺，形成哮喘反复发作的夙根。

❤ 外因

哮喘发病，外因是重要的诱发因素，外因引动内因而发作。哮喘的诱因很多，根据儿科临床的发病特点，其诱发因素，归纳起来大抵有三类：

（1）外感六淫：气候突然转变，感受外邪，首先犯肺，肺卫失宣，肺气上逆，触动伏痰，痰气交阻于气道，则发为哮喘。小儿时期的感冒常是引起哮喘发作的主要原因，并由此而使患儿病情加重。

（2）接触异物：如吸入花粉、螨、灰尘、烟尘、煤气、油烟异味以及动物的羽毛、杀虫粉、棉花籽等。这些异物可由气道或肌肤侵入，上犯于肺，触动伏痰，影响肺气的宣降，导致肺气上逆，发生哮喘。这些异物相当于现代医学所说的过敏原。

（3）饮食不慎：如过食生冷酸咸常使肺脾受损，所谓"形寒饮冷则伤肺"；如过食肥甘，则常积热蒸痰，使肺气壅塞不利，每能诱导哮喘的发生。

（4）劳倦所伤：哮喘每因过劳或游玩过度而发。劳倦过度伤人正气，或汗出当风，触冒外邪，引动伏痰，肺气不利而发为哮喘。

（5）情志过极：情志过极常使气机逆乱，升降失常，肺气上逆，引动伏痰而喘。

上述诱因中以外感六淫引发哮喘最为多见；接触异物、饮食不慎次之。这些诱因中，有的既是形成伏痰的原发因素，又是引发哮喘的直接诱因。此外，各种诱因可以单独引发哮喘，亦可几种因素相合致病。

17 中医认为小儿哮喘的病机特点是什么

中医认为，哮喘发病是外来因素作用于内在因素的结果。因此，本病的发病机理，主要在于痰饮久伏形成伏痰，触遇诱因而发。伏痰的形成是由肺、脾、肾等脏腑功能失调，津液停聚而成。痰之为病非常广泛，随其所停部位不同，发生的病证各异。哮喘的病机关键在于痰伏于肺，形成夙根，遇触即发。发作之时，痰随气升，气因痰阻，痰气搏结，壅塞气道，气息不畅，因而呼吸喘促，呼气延长，痰随气息升降，发出哮鸣之声。

哮喘的病位以肺为主。脾、肾与肺在生理病理方面关系密切。肺司呼吸，肾主纳气；脾为生痰之源，肺为贮痰之器。

发作期以邪实为主，有寒、热之分；缓解期以正虚为主，有肺、脾、肾之别。哮喘反复发作，久病阴阳日益耗伤，正气渐虚，因而在发作缓解之后，仍有肺、脾、肾亏虚之征。痰伏于内，正气亏虚，又造成夙因久留，御邪力弱，反复发病，难以痊愈。

哮喘反复发作，源于外邪难防、伏痰难除、素体难调。

NO.3

我家孩子哮喘了吗

1 哮喘发作前有哪些先兆症状

5岁的硕硕是一名哮喘患儿，虽在治疗中，可还是时不时有哮喘发作，且硕硕每次发作起来很快，猝不及防。硕硕妈妈想知道哮喘发作前是否有一些预兆，了解了这些表现，好及早采取措施防止哮喘向更严重的方向发展。

我们知道，成人哮喘往往有较为明确的先兆症状，如打喷嚏、流鼻涕、胸闷、咳嗽等。而儿童哮喘发病的先兆症状往往不太明显，常常是突然发作。但是，如果仔细观察，就会发现，多数患儿发病前还是有先兆症状的。哮喘患儿遇到下列一种或几种情况时，均有发作的可能：

①咳嗽是哮喘患儿最常见的先兆症状，约占97.5%。

②打喷嚏、鼻塞、流涕、鼻痒、眼痒、流泪等过敏性鼻炎、过敏性结膜炎的症状。婴儿由于不会表达，可表现为揉鼻子、揉眼睛。

③年龄较大儿童会诉有胸闷、咽痒、上腭痒等症状。

④气候突然变化，特别是某些节气，如春分、立夏、寒露、冬至前后等是哮喘容易发作的时期，此时尤其应注意先兆症状。

⑤在哮喘好发季节，患儿突然出现烦躁不安、过度疲劳、过于顽皮或少动、精神不振等变化均可能是哮喘发作的先兆。

⑥先兆期至哮喘发作开始的时间不一，可从数秒、数分钟至数小时乃至数天不等，但多数在几分钟内发作。

专家提醒

　　家长应注意观察哮喘患儿的表现，密切关注先兆症状，争取在先兆期及时给予防治，从而有效地控制哮喘的发作。

2 哮喘发作时有哪些表现

　　3 岁的小雨曾经有过 2 次喘息发作，平时偶尔会有晨起打喷嚏、流鼻涕，几个月大时还得过湿疹。医生说小雨要高度警惕哮喘。小雨妈妈很紧张，只要孩子一有咳嗽，就担心他是哮喘发作了。那么，哮喘发作时有哪些表现呢？

　　小儿哮喘常以阵发性发作为主，每年发作次数不多。如预防、控制不好，或体质不佳，则每年发作次数增多，缓解期减少，形成慢性发作。

　　突然发作的喘息为儿童哮喘的主要特征。儿童哮喘的喘息症状根据哮喘的严重程度而有较大的差异。患儿可出现高调喘鸣声，不用听诊器或相隔一定距离即可听到。呼吸频度加快、呼吸困难，婴幼儿可表现为张口呼吸，鼻翼扇动，喜欢家长抱着，其头伏贴于家长肩上。年长儿会诉胸闷，有窒息感，胸部似被重石所压，不能平卧，常迫使患者端坐呼吸，头向前倾，两肩耸起，双手撑膝上或桌上。许多患儿可伴有咳嗽，一般病初为干咳；发作消退时咳出白色黏液样痰。严重发作时可表现为烦躁不安，口唇、指甲发绀，面色苍白，出冷汗，可见三凹征（胸骨上窝、肋间隙及剑突下凹陷），心率加快，呼气长，吸气短，呼气可较吸气长 3 倍，伴有响亮的哮鸣音。进一步加重可出现心力衰竭的表现，如颈静脉怒张，浮肿，肺底中、小水泡音，肝肿大。慢性哮喘患儿可见肺气肿体征，如桶状胸、胸部叩诊呈鼓音等。

哮喘发作较重、时间较久者可有胸痛，这可能与呼吸肌过度疲劳有关。当并发气胸时，可突然出现较明显的患侧胸痛。部分患者，尤其是发作较重的儿童及青年患者，哮喘发作时可伴有呕吐，甚至大、小便失禁，这可能与植物神经功能紊乱有关。哮喘重度持续发作时，还可有神经、精神症状，如头痛、头昏、焦虑、神志模糊、嗜睡、昏迷等；合并感染时可有发热；发作过后多有疲乏、无力等全身症状。

3 什么是婴幼儿哮喘

琛琛刚刚 1 岁，已经住过好几回医院了。第一次是 6 个月时喘憋得厉害，医生说是毛细支气管炎，住院治疗了 10 天。第二次是发热、咳嗽、喘息，医生诊断是支气管肺炎，又住了 1 周院。以后又得过几次喘息性支气管炎。琛琛全家极为苦恼，孩子这么小就遭这么多罪，于是四处求医。有的医生说琛琛是哮喘，需要按哮喘规律治疗；有的医生又说琛琛只是反复呼吸道感染，长大了就没事了。那么，到底什么是婴幼儿哮喘呢？

以往对婴幼儿哮喘的诊断采用计分法。凡是年龄小于 3 岁，喘息反复发作者，按计分法进行诊断。计分方法为：

① 喘息发作 ≥ 3 次（3 分）。

② 肺部出现喘鸣音（2 分）。

③ 喘息突然发作（1 分）。

④ 其他特应性病史（1 分）。

⑤ 一、二级亲属中有哮喘病史（1 分）。

如果总分≥5分者，可诊断婴幼儿哮喘。喘息仅发作2次或总分≤4分者，初步诊断为可疑哮喘（喘息性支气管炎），如肺部有喘鸣音可在医生指导下做进一步检查。

但近年来有些医生认为，按上述标准会把一些因呼吸道病毒感染引起的患儿诊断为哮喘，出现过度诊断的问题。中华医学会儿科学分会呼吸学组，中华医学会《中华儿科杂志》编辑委员会2003年修订的儿童支气管哮喘防治常规指出，在婴幼儿中应注意以下情况：

（1）一些婴幼儿发病的最初症状是反复或持续性咳嗽，或在呼吸道感染时伴有喘息，经常被误诊为支气管炎、喘息性支气管炎或肺炎，因此，应用抗生素或镇咳药物治疗无效，此时给予抗哮喘药物治疗是有效的。具有以上特点的婴幼儿可以考虑沿用"婴幼儿哮喘"的诊断名称。

（2）如果患儿的"感冒"反复地发展到下呼吸道，持续10天以上，使用抗哮喘药物治疗后才好转，则应考虑哮喘。

（3）目前婴幼儿喘息常分为两种类型。有特应性体质（如湿疹），其喘息症状常贯穿整个儿童期直至成人。无特应性体质或特应性家族史，反复喘息发作与急性呼吸道病毒感染有关，喘息症状通常在学龄前期消失。不论以上哪一种类型的喘息均可增加支气管反应性，部分出现特应性炎症。至今尚无确切方法可以预测哪些患儿会有持续性喘息。由于80%以上哮喘开始于3岁前，早期干预是有必要的。尽管一部分患儿存在过度应用抗哮喘药物的可能，但有效使用抗变应性炎症药物及支气管舒张剂比应用抗生素能更好地缩短或减轻喘息的发作，亦符合儿童哮喘早期诊断和防治的原则。

（4）在对婴幼儿时期喘息的诊治过程中，应特别注意鉴别支气管异物、支气管淋巴结结核、先天性上下气道畸形等具有喘息、气促或胸闷症状的疾病。

如果婴儿反复发作喘息，还是要高度警惕哮喘的发生，争取做到早诊断、早治疗。

4 儿童哮喘的诊断标准是什么

靓靓 5 岁了，近 2 年来有过几次喘息发作。前几天幼儿园搬进了新居，靓靓却出现了咳嗽、喘息。靓靓妈妈带她去看病，医生说靓靓是哮喘。靓靓妈当时就哭了，说哪个小孩没有个咳嗽喘的，怎么我们靓靓就是哮喘呢？戴上哮喘的"帽子"压力可太大了，医生会不会搞错啊？

很多家长有和靓靓妈妈一样的心情，非常不愿意承认自己的孩子患哮喘，怕一戴上哮喘这顶帽子，就摘不下来了。他们宁愿用一些偏方、怪法给孩子试验，也不愿意按哮喘规律地治疗。最终延误治疗，加重孩子的病情。

那么，哮喘的诊断标准是什么呢？目前我国儿科届采用以下诊断标准：

（1）反复发作的喘息、气促、胸闷或咳嗽，多与接触变应原、冷空气、物理或化学性刺激、病毒性上下呼吸道感染、运动等有关。

（2）发作时双肺可闻及散在或弥漫性以呼气相为主的哮鸣音，呼气相延长。

（3）支气管舒张剂有显著疗效。

（4）除外其他疾病所引起的喘息、气促、胸闷或咳嗽。

（5）对于症状不典型的患儿，同时在肺部闻及哮鸣音者，可酌情采用以下任何 1 项支气管舒张试验协助诊断，若阳性可诊断为哮喘：①速效 β_2- 受体激动剂雾化溶液或气雾剂吸入；②以 0.1% 肾上腺素 0.01mL/kg 皮下注射（每次不超过 0.3mL）。在进行以上任何 1 种试验后 15 ～ 30 分钟，如果喘息明显缓解，哮鸣音明显减少者为阳性。

5 岁以上患儿若有条件，可在治疗前后测呼气峰流速（PEF）或一秒钟用力呼气容积（FEV_1），治疗后上升 ≥ 15% 者为阳性。如果肺部未闻及哮鸣音，且 FEV_1 > 75% 者，可做支气管激发试验，若阳性可诊断为哮喘。

专家提醒

对于哮喘患儿家长来说，千万不要讳疾忌医。得了哮喘并不可怕，可怕的是不愿意面对它，导致错失治疗的良机。

5 小儿哮喘有哪些严重的并发症

哮喘因反复发作、用药不当或治疗不及时，可引起多种急性、慢性并发症。哮喘患儿出现的并发症较成人少，但并发症一旦出现往往加重病情，甚至危及生命，故应保持高度警惕，积极治疗。常见并发症有以下几种：

🦋 下呼吸道和肺部感染

1988 ～ 1990 年全国小儿哮喘流行病学调查发现，95.2% 的患儿系因呼吸道病毒感染而诱发。由于呼吸道的免疫功能受到干扰，容易继发下呼吸道和肺部感染。

水、电解质和酸碱失衡

哮喘急性发作期，患者由于缺氧、摄食不足、大汗等，常常并发水、电解质和酸碱平衡失调。

气胸和纵隔气肿

由于哮喘急性发作时气体潴留于肺泡，使肺泡含气过度，肺内压明显增加。哮喘并发的肺气肿会导致肺大疱破裂，形成自发性气胸。重症哮喘需要机械通气治疗时，气道和肺泡的峰压过高，也易引起肺泡破裂而形成气压伤，引起气胸甚至伴有纵隔气肿。成人常诉严重压迫感，小儿常无此感觉，因此易被漏诊或误诊。当哮喘患者出现下列情况时应警惕并发气胸的可能：

（1）病情加重发生于剧烈咳嗽等促使肺内压升高的动作之后。

（2）出现原发病无法解释的严重呼吸困难，伴刺激性干咳。

（3）哮喘加重并出现发绀、突发昏迷、休克。

（4）正规的平喘治疗后症状不缓解者。

（5）一侧哮鸣音减低或消失、气管移位者。

哮喘并发纵隔气肿是哮喘急性加重、危及生命的重要原因之一。哮喘急性发作可造成肺泡破裂，气体进入间质，沿气管、血管末梢移行至肺门，进入纵隔引起纵隔气肿。胸部 X 线检查是最可靠的诊断手段，准确性达 100%。

呼吸衰竭

严重哮喘发作造成肺通气不足、感染；治疗或用药不当，并发气胸、肺不张和肺水肿等，均是哮喘并发呼吸衰竭的常见诱因。一旦出现呼吸衰竭，由于严重缺氧、二氧化碳潴留和酸中毒，哮喘的治疗则更加困难。

心律失常

哮喘急性发作时可出现致命性的心律失常，原因可能是由于严重缺氧，水、电解质和酸碱平衡失调；也可能是由于药物的使用不当。

🦋 黏液栓阻塞与肺不张

黏液栓阻塞与肺不张是哮喘急性发作时较常见的并发症，发生率约为 11%，儿童患者多见，其对病情的影响取决于阻塞的部位及范围。

🦋 闭锁肺综合征

哮喘急性发作时，由于痰栓广泛堵塞了支气管，或频繁使用 β－受体激动剂造成气道平滑肌上的 β－受体功能下调，引起支气管平滑肌痉挛而使通气阻滞。一旦发生闭锁肺综合征，提示预后不良，抢救不及时，常有生命危险。

🦋 生长发育迟缓

一般的哮喘对儿童的生长发育影响不大，若哮喘终年发作或长期应用肾上腺皮质激素，就有可能因为营养不足、低氧血症、内分泌紊乱，或因皮质激素抑制蛋白合成等作用而对儿童的生长发育带来较大影响。

🦋 胸廓畸形和肋骨骨折

哮喘的并发症中胸廓畸形相当常见，主要见于自幼得哮喘的患者或长期发病者。肋骨骨折主要发生在哮喘剧烈发作咳嗽或喘息时，由于横隔的猛烈收缩而气道又有阻塞，以致造成肋骨的折断。

6 什么是哮喘持续状态

小虎从 3 岁起患哮喘，病情时好时坏，至今已经 4 年了。昨天开始小虎又出现了喘息，妈妈像往常一样给他喷了沙丁胺醇和激素，还吃了抗过敏的药及一些止咳平喘的中药。眼看着 1 天过去了，沙丁胺醇也用了快 10 次了，可是小虎的症状一点也没减轻，烦躁、喘憋、张口呼吸、脸色也变紫了。妈妈急了，赶紧送他去医院的急诊科。医生说小虎是哮喘持续状态，很危险，再不及时抢救，就会危及生命。小虎妈吓得话都说不出来了。那么，什么是哮喘持续状态呢？

一般支气管哮喘发作，治疗后大多经几小时至 1 天后可逐渐平复，但约 10% 的患儿哮喘发作持续 12～24 小时以上，经治疗仍不能缓解，称为哮喘持续状态。此时患儿呼吸困难，严重的吸气性三凹征，呼吸时张口点头，十分痛苦，口唇青紫，满头冷汗，烦躁不安，端坐呼吸，严重者可昏迷甚至死亡。引起哮喘持续状态的原因有以下几种：

哮喘合并呼吸道感染或感染没有及时控制时，因炎症反应不断地刺激，使支气管局部充血肿胀、分泌物增多及支气管平滑肌痉挛，故一般支气管解痉剂难以奏效。

患儿周围环境中某些过敏原的持续存在和吸入，使支气管一直处于高反应状态。

由于哮喘发作时，患儿因出汗过多、张口呼吸及应用茶碱类药物后的利尿作用，使体内水分损失较多，致痰液黏稠，阻塞大小气道，而导致恶性循环。

某些药物使用不当，如突然停用糖皮质激素等。

严重缺氧、二氧化碳潴留、酸中毒、电解质紊乱等使支气管解痉剂失效。

由于精神紧张、情绪激动、食物过敏或其他疾病的影响等综合因素。

专家提醒

如果常规治疗数小时患儿的哮喘症状无减轻，甚至有所加重，一定要尽早送孩子去医院，万不可因病久而麻痹大意，酿成大祸。

7 哮喘病情的严重程度如何分级

思琪患哮喘 3 年了，前不久刚发作过 1 次哮喘。这些天来思琪每周总有一两天发作，但不是每天都有。思琪妈妈听人说哮喘病情的严重程度是要分等级的，不同的等级要采用不同的治疗方案。那么哮喘病情的严重程度是如何分级的？思琪属于几级呢？

哮喘病情严重程度的分级是指新发生的哮喘患儿和既往已诊断为哮喘而长时间未应用药物治疗的患者，根据症状频度、夜间哮喘的频度、对活动和睡眠的影响、肺功能的影响等方面来进行判断。判断为相应级别后，采取相应级别的治疗，这是哮喘的初始治疗。初始治疗的疗效如何，可通过分级治疗期间的病情严重程度来判断，然后调整治疗方案（升级或降级），这样就保证了病情判断和治疗的延续性。

哮喘病情的严重程度一般分为 4 级：

一级（轻度间歇）：日间症状 < 1 次 / 周，发作间歇无症状；夜间症状 ≤ 2 次 / 月；第一秒用力呼气容积（FEV_1）≥ 80% 预计值或最大呼气流速（PEF）≥ 80% 个人最佳值，PEF 或 FEV_1 变异率 < 20%。

二级（轻度持续）：日间症状 ≥ 1 次 / 周，但 < 1 次 / 天，发作时可能影响活动；夜间症状 > 2 次 / 月；FEV_1 ≥ 80% 预计值或 PEF ≥ 80% 个人最佳值，PEF 或 FEV_1 变异率 20% ～ 30%。

三级（中度持续）：每日有症状，影响活动；夜间症状 > 1 次 / 周；FEV_1 60% ～ 79% 预计值，或 PEF 60% ～ 79% 个人最佳值，PEF 或 FEV_1 变异率 > 30%。

四级（重度持续）：持续有症状，体力活动受限；夜间症状频繁；FEV_1 < 60% 预计值或 PEF < 60% 个人最佳值，PEF 或 FEV_1 变异率 > 30%。

注：① 患儿只要具有某级严重程度的一个特点，就可将其列为该级

别，即严重程度分级按最严重一项来确定。

②任何一级，甚至间歇发作，都可以出现严重的哮喘发作。

③PEF变异率：每天早晨和傍晚定时测定PEF，连续7天以上，然后计算每日PEF变异率。

按照上述标准，思琪应当属于二级（轻度持续）。

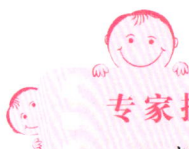

专家提醒

哮喘的严重程度既与目前的病情有关，又与其对治疗的反应有关。另外，哮喘患儿的严重程度不是一成不变的，在数月或数年中可以发生改变。

8 小儿哮喘如何分期

6岁的敏学以前有过几次喘息。这两天他再次出现了咳嗽、喘息。妈妈带他去医院，医生说敏学患了哮喘，目前是急性发作期。敏学妈妈不懂，什么是急性发作期？小儿哮喘是怎么分期的呢？

我们说，医生在诊断哮喘之后，往往要给患者做一个分期。目前我国是按以下标准来对哮喘进行分期的：

急性发作期

是指突然发生喘息、咳嗽、气促、胸闷等症状，或原有症状急剧加重；以峰值呼气流速值（PEF）降低为特征；可以由肺功能检查（PEF或FEV_1）来量化和监测；常因接触变应原等刺激物或治疗不当等引起。

慢性持续期

是指近3个月内不同频度和（或）不同程度地出现过喘息、咳嗽、气促、胸闷等症状。

临床缓解期

是指经过治疗或未经治疗，症状、体征消失，肺功能恢复到急性发作前水平，并维持 3 个月以上。

在国外众多的哮喘专著和指南性文件中均未提到"缓解期"这一概念。但根据我国医务工作者在哮喘防治中的体会，认为哮喘确实存在"缓解期"这一时相，只是长短不一，短者数周、数月，长者可至数年甚至数十年。确定"缓解期"这一概念对医患树立战胜疾病的信心非常有益。

由于我国哮喘患者中较少有肺功能检查资料，因此近期专家学者建议，临床缓解期的定义应为：症状、体征消失（包括日间和夜间）；不需要按需使用 $β_2$ - 受体激动剂；肺功能（包括峰流速变异率）恢复到急性发作期前水平；无运动受限；无须增加哮喘治疗药物或药物减至最少，并维持 8 周以上。

专家提醒

即使是在临床缓解期，作为哮喘患儿的家长也不能掉以轻心，随意减药或停药。因为临床缓解期虽然症状、体征消失，呼吸生理学指标（如肺功能）恢复到急性发作期前水平，但气道高反应性仍持续存在，仍有再次喘息的可能。

9 过敏性鼻炎和哮喘有什么关系

小薇 5 岁了，每天早晨起来都要打几个喷嚏，之后就没事了。因为不太影响她的生活，家里人就没当回事。最近小薇晚上也有鼻塞、流鼻涕，晚上总是睡不好，于是小薇妈妈带她去医院。医生诊断小薇是过敏性鼻炎，并且说要积极治疗，否则有可能日后会出现哮喘。小薇妈妈没想到打喷嚏会发展为哮喘。那么，过敏性鼻炎和哮喘有什么关系呢？

过敏性鼻炎又称变应性鼻炎，是指鼻黏膜接触过敏原后，出现上呼吸道的过敏症状，如鼻痒、打喷嚏、流清涕和鼻塞等。

过敏性鼻炎与哮喘的关系源于呼吸道的连续性。呼吸道起于鼻腔，终止于肺泡，解剖结构和生理功能上呈连续性。因此，专家提出过敏性鼻炎和哮喘是"一个气道，两种疾病"。研究显示，过敏性鼻炎是哮喘的重要危险因素。有报道认为，60%的过敏性鼻炎患者可能发展为哮喘；患过敏性鼻炎的患者发生哮喘的危险性较正常人高 4 ～ 20 倍。哮喘病儿童中，伴有过敏性鼻炎的比例高达80%以上，明显高于一般人群过敏性鼻炎的发病率（5%～20%）。这进一步证实了过敏性鼻炎与哮喘之间的密切关系。

积极治疗过敏性鼻炎可预防哮喘的发生。如果措施得当，治疗积极，绝大多数过敏性鼻炎患者可以避免发展成哮喘。尤其对于患有过敏性鼻炎的儿童，在其免疫系统尚未发育完善之前，及时治疗并配合预防措施，完全可以在青春期之前控制病情的进一步发展，避免哮喘发生。

专家提醒

如果孩子患了过敏性鼻炎，在带孩子去耳鼻喉科就诊后，最好再去儿童哮喘专科看看，以便于孩子得到全面、合理的治疗。

10 得了毛细支气管炎会发展成哮喘吗

冬天到了，天气格外寒冷。4个月大的刘宝宝开始流鼻涕、鼻塞、轻微的咳嗽。父母以为是感冒，也没太在意。谁知2天以后宝宝出现了喘憋，咳嗽也加重了，不停地闹。抱着他就能听到"呼哧呼哧"的喘气声，爸妈急忙送他去医院。医生诊断为"毛细支气管炎"。住院治疗了1周，总算是出院了。住院期间，宝宝父母听医生说毛细支气管炎以后有发展成哮喘的可能。那么，以后宝宝一咳嗽、喘是不是就是哮喘呢？

毛细支气管炎的病变主要发生在肺部的细小支气管，也就是毛细支气管，所以病名为"毛细支气管炎"。由于炎症常可累及肺泡、肺泡壁和肺间质，故可以认为它是肺炎的一种特殊类型。毛细支气管炎多数由呼吸道合胞病毒等病毒感染引起，多见于2岁以下的婴幼儿，其中80%在1岁以内，且多数患儿是6个月以下的小儿。

典型的毛细支气管炎常发生在上呼吸道感染2～3日后，常出现持续性干咳和发热，以中、低度发热为多见，发作喘憋为其特点，病情在喘憋发生后的2～3日较严重，喘憋发作时呼吸明显增快，可达每分钟60～80次以上，并伴有呼气延长和呼气性喘鸣；重症患儿可明显表现出鼻煽、"三凹征"（即吸气时出现锁骨上窝、胸骨上窝及上腹部凹陷）、脸色苍白、口周发青或出现发绀，患儿常烦躁不安，呻吟不止；病情更重的患儿可合并心力衰竭或呼吸衰竭，大部分病例治疗后均可缓解，极少发生死亡。

毛细支气管炎和哮喘有着较密切的关系。国内医生经过长期随访发现，69%～70%的毛细支气管炎发展为喘息性支气管炎；26.9%～48.9%发展为哮喘。有学者认为婴儿的第1次喘息发作，即为毛细支气管炎，但若发作3次以上的喘息，则应考虑哮喘的可能。更严谨的观点是，毛细支气管炎是否发展为哮喘受多种因素的影响，其中主要的危险因素包括过敏体质、哮喘家族史、呼吸道合胞病毒感染、先天性小气道、被动吸烟、喂养方式等。

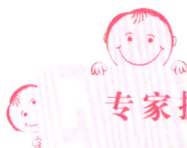

专家提醒

如果您的孩子曾患过毛细支气管炎，又具有上述危险因素中的一个或数个，就要对其进行早期干预，防止日后发展为哮喘。

11 喘息性支气管炎和哮喘有什么关系

乔乔2岁多了，前段时间发热、咳嗽，后来还发生了憋喘。医生说是喘息性支气管炎，输液治疗了5天才好。乔乔1岁时也得过1次喘息性支气管炎。乔乔妈妈很担心，以后乔乔会不会变成哮喘啊？乔乔妈妈的担心有道理吗？

喘息性支气管炎不是一个独立的疾病，仅系一个临床概念，泛指一组有喘息表现的婴幼儿急性支气管感染，肺实质很少受累。婴幼儿的气管、支气管在解剖上比较狭小，其周围弹力纤维发育不完善，当病毒或细菌感染时，黏膜充血、肿胀，引起气管狭窄，阻力增加，同时分泌物增多且黏稠，不易咳出，因而产生喘鸣。

本病多见于1～3岁的婴幼儿，尤其是肥胖、有湿疹和家族过敏史的患儿更多见。本病常继发于上呼吸道感染，发热一般不高，咳嗽，喉部喘鸣音，夜晚或清晨哭闹时咳喘加重，似有哮鸣音，睡眠欠安，听诊时肺部可闻及大、中水泡音及哮鸣音。

血常规检查示：病毒感染者，白细胞数量正常或偏低；继发于细菌感染时，白细胞多升高；有过敏体质的患儿，嗜酸性粒细胞与血清 IgE 升高。胸部 X 线检查示：双肺纹理增粗。

喘息性支气管炎有一定的复发性。大部分病儿随着年龄的增长，复发次数会逐渐减少，并于四五岁前痊愈。但少数患儿反复发作，有转为哮喘的可能。目前认为，3 岁以下的病儿，如果反复发生喘息性支气管炎超过 3 次，并且已经排除了其他引起喘息的疾病，亲属及本人又有过敏史的，就可以诊断为哮喘。

专家提醒

如果您的孩子曾患喘息性支气管炎，并且伴有过敏性鼻炎、湿疹、荨麻疹、过敏性结膜炎等过敏性疾病，或有过敏性疾病的家族史，则需高度警惕其转变为哮喘。

12 小儿还有哪些疾病会出现喘息

5 岁的秋灵咳嗽已经有好几个月了，主要是干咳，也没什么痰。秋灵妈妈给她吃了些止咳的中成药。咳嗽没见好转，还出现了喘息，秋灵妈就带她去家附近的医院看病。医生说可能是哮喘，给秋灵开了抗过敏、平喘的药，可秋灵的咳嗽、喘息却一点也没有好转。最近人也越来越瘦了，秋灵妈妈于是带她去儿童医院就诊。经过一系列的化验、检查，医生说孩子得了支气管淋巴结结核。秋灵妈妈真后悔没早带孩子去大医院就诊，耽误了孩子。那么，除了哮喘以外，小儿还有哪些疾病会出现喘息呢？

我们前面谈到过，除哮喘以外毛细支气管炎、喘息性支气管炎也是引起孩子喘息的常见疾病。此外，还有一些疾病也会出现喘息。

气管、支气管异物

婴幼儿及学龄前儿童易于见到异物吸入堵塞气道而引起喘息，容易与哮喘混淆。仔细询问病史，患儿多有异物吸入史。异物吸入后可出现剧烈呛咳、发绀、呼吸急促伴有喘鸣、声音稍有嘶哑。查体可闻及吸气性喘鸣音、气管拍击音、呼气相延长、堵塞侧呼吸音减低等。胸部 X 线摄片可显示阻塞性肺气肿或肺不张。X 线透视下可见吸气相纵隔变宽或纵隔随呼吸摆动，诊断不难。假如病程较长，又否认异物吸入史，临床高度怀疑者可做纤维支气管镜检查确诊。

先天性喉喘鸣

又称喉软骨软化病，是指因喉部软骨发育差，支撑作用弱，在吸气时喉部组织陷入声门而致喉头狭窄，产生吸气性呼吸困难和吸气性喉鸣。该病多在出生后 7～14 天逐渐出现吸气性喉喘鸣的表现，初期常于哭闹或呼吸增强时发生，俯卧位或被抱起时喘鸣或可消失；严重者在呼吸道感染后可持续存在。平时小孩一般情况良好，无感染中毒症状，X 线胸片正常。喉喘鸣一般于 6 个月～2 岁时逐渐消失。

气管支气管软化症

为婴幼儿和儿童顽固性咳嗽的病因之一。由于该病患儿的气管支气管缺乏应有的软骨硬度和支撑力，呼气时管腔塌陷，造成通气不畅而产生高调、单音性喘鸣，并可持续存在。本病特点为出生后不久即出现反复或持续性喘息、咳嗽，在激动或运动时症状明显，常因呼吸道感染而加重，β_2-受体激动剂治疗无明显效果，易被误诊为婴幼儿哮喘。目前确诊气管支气管软化症的金标准依靠于纤维支气管镜检查。

支气管淋巴结结核

可因肿大的淋巴结压迫支气管，或因结核病变腐蚀支气管壁穿孔产生阻塞，出现阵发性咳嗽伴喘息。本病有误诊为哮喘的报道。鉴别诊断时应注重慢性咳嗽伴结核中毒的表现；仔细询问结核病接触史、卡介苗接种史；可做 PPD 试验、胸部 X 片；必要时做胸部 CT、痰或胃液涂片等检查均有助于诊断。抗结核治疗是其最佳方案。

🦋 胃－食道反流

可表现为慢性咳嗽或反复喘息。采用腹部 B 超、胃镜、食道 24 小时 pH 值监测等来帮助鉴别诊断。

🦋 心源性哮喘

一般由充血性左心衰引起，多见于老年人。小儿可见于急、慢性肾炎、先天性心脏病左向右分流、二尖瓣狭窄等。本病常有器质性心脏杂音，因左心衰竭时，肺瘀血、缺氧及支气管痉挛可引起频咳、呼吸困难、哮鸣音等，应与哮喘鉴别。鉴别点除病史、心脏体检外，心电图、超声心动图、胸部 X 片、CT 等检查也有重要价值。

🦋 其他

尚有临床较少见的下述疾病，如声带功能异常、环状血管压迫、寄生虫感染、肺嗜酸性粒细胞增多症、变应性支气管肺曲霉菌病、变应性肉芽肿性血管炎、气道四周肿瘤或肿块压迫等疾病需与哮喘鉴别。

专家提醒

当您的孩子按哮喘正规治疗一段时间未见效果时，要想到是否有误诊的可能，需及时去相应的医院就诊，以免耽误孩子。

13 哮喘还会伴有其他过敏性疾病吗

4 岁的佩佩是个爱美的小姑娘，妈妈每天给她打扮得花枝招展，可是她的小脸却不争气，经常起小疙瘩，身上也时不时出疹子，一挠一片红。医生说是湿疹，与过敏有关。最近半年她的烦恼又增多了，早晨起来喷嚏不断，最糟糕的是闹了几次喘息，医生诊断她患上了哮喘。为什么这么多过敏性疾病都落到佩佩一个人身上？哮喘还会伴有哪些过敏性疾病呢？

我们说，哮喘是一种慢性过敏性炎症，与过敏因素有重要关系。研究表明，哮喘患者的支气管及支气管黏膜下的炎症，不同于一般感染引起的炎症，而是以嗜酸性粒细胞浸润为主，是过敏反应的特征之一。很多患儿的哮喘发作都与接触过敏原有关。如有的患儿吸入花粉就立刻出现喘息；有的患者闻到油漆味就哮喘发作。哮喘患儿多具有特应征，也就是过敏性体质。有相当一部分哮喘患儿对某些药物、食物过敏。很多患儿同时患有湿疹、荨麻疹、过敏性鼻炎、过敏性结膜炎等过敏性疾病。

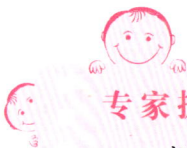

专家提醒

当您的孩子患有哮喘的同时，还伴有上述一种或几种过敏性疾病时，您也无须犯愁，因为随着哮喘的控制，这些疾病往往也会好转。

14 做什么化验检查可以确诊是哮喘

4岁的轩逸近1年来有过好几次咳嗽、喘息发作。最近幼儿园装修后他频繁咳嗽，到医院看病，医生说轩逸是哮喘。轩逸妈妈不信，什么化验、检查都没给孩子做，怎么就能说孩子是哮喘呢？于是带轩逸去北京的大医院看病，要求医生给孩子好好检查一下，看看孩子到底是不是哮喘。

　　其实小儿哮喘的诊断一般不需要特殊的实验室检查，只要孩子有反复喘息发作的病史，发作时医生听到哮鸣音，并且除外其他引起喘息的疾病，就可诊断哮喘。但不是说哮喘什么化验、检查都不需要做。因为实验室检查对于诊断哮喘、明确过敏原、估计病情、评价药物的疗效均具有重要意义。因此，有针对性地做一些实验室检查是必要的。哮喘主要的实验室检查如下：

过敏原检查

　　分体内检查、体外检查。体内检查主要是皮肤试验，还可做气道激发试验。体外检查主要是抽取静脉血查 IgE。检查变应原的目的是了解哮喘病儿发病因素和选择特异性脱敏疗法。

肺功能检查

　　对估计哮喘严重程度及判断疗效有重要意义。一般包括肺容量、肺通气量、弥散功能、最大呼气流量–容积曲线和呼吸力学测验。

血常规

　　红细胞、血红蛋白、白细胞总数及中性粒细胞一般均正常，但应用 β–受体兴奋剂后白细胞总数可以增加。大多数过敏性鼻炎及哮喘患儿血中嗜酸性粒细胞计数超过 0.3×10^9/L（300/mm³）。

胸部 X 线检查

　　缓解期大多正常；在发作期多数病儿可呈单纯过度充气或伴有肺门血管阴影增加；合并感染时，可出现肺部浸润；发生其他并发症时可有不同征象。胸部 X 线检查有助于排除其他原因引起的哮喘。

血气分析

　　是检测哮喘病情的重要实验室检查，特别对合并低氧血症和高碳酸血症的严重病例，可用来指导治疗。

其他实验室检查

　　包括纤维支气管镜检查、呼出气一氧化氮测定、痰液检查等，需根据每个患儿的具体情况酌情选做。

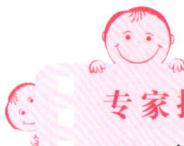

专家提醒

　　并不是每个哮喘患儿都需要做上述提到的所有实验室检查，应根据患儿的病情、发作程度、不同病期、特定环境与医院条件有针对性地选择有关检查项目。

15 得了哮喘需要查过敏原吗

　　5岁的嘉怡诊断为哮喘已经1年了，虽然一直在治疗，可还是不时地有哮喘发作。嘉怡妈妈想给她查查过敏原，好知道是不是孩子对什么东西过敏，导致她常犯哮喘。可是，到底怎么查呢？是抽血，还是做皮肤试验呢？

　　目前我国医院经常采用的过敏原检测方法分两大类：一类是体内试验；一类是体外试验。体内试验就是将过敏原通过皮试或点刺等方法应用于人体，观察人体对过敏原的反应，确定患者是否对这些过敏原过敏。体外试验就是取患者的血液或其他体液进行离体检测，过敏原并不直接应用于人体。

体内试验

　　（1）皮内试验：通过体内注射过敏原，经过一定时间后观察皮肤的反应，根据皮肤反应的情况确定是否对这种过敏原过敏。

　　（2）点刺试验：点刺试验可视为一种特殊的皮内试验。其方法是先将点刺皮试液滴在皮肤上，然后用点刺针穿过液滴，刺入皮内。皮肤的点刺液仅为皮内试验的万分之一，安全性较高。由于皮损小，患者无痛苦，就如被蚊叮一样，现已逐渐取代了传统的皮内试验。

（3）气道激发试验：将过敏原稀释后，直接喷入受检者的气道内进行肺功能检测。

体外试验

瑞典法玛西亚公司研制的 UniCAP 全自动体外诊断系统是目前国际上最先进的检查过敏原的实验室系统，并已获得国际临床实验室标准委员会的确认。以其安全性高、检测结果准确可靠，得到了世界卫生组织的确认，被国际上誉为"过敏原检测的金标准"。可检测包括吸入、食物等 600 多种过敏原。通过简单的血样采集，就可快速而准确地得到检测结果，同时还可检测出过敏的程度。该检测精确并可以定量测出过敏程度，大大减少人为错误，保障检测结果的可信性，为医生临床治疗提供了可靠依据。

体内试验与体外试验各有其优缺点。体内试验具有检测品种多、出结果快、价格相对低廉等优点。但检测前往往需要停用抗过敏药、激素、支气管舒张剂等药物 1 周，影响患者的治疗。某些病情严重的患者不能停药，也就无法进行检测。另外，皮试可能出现假阳性或假阴性，有时机体处于高敏状态，可能出现对多种过敏原产生阳性反应而难以确诊。皮肤的反应性可能与支气管的不同，因此皮试对病因诊断的意义会受到一定限制。最主要的是体内试验有可能诱发严重的过敏反应而危及生命，医生操作时需十分谨慎。此外，由于皮试时，需要针刺十几乃至数十针，年龄小的患儿往往难以接受。

体外试验具有结果准确、检测前无须停药、安全可靠、无任何副作用等优点，但价格相对较高。我国医院内一些重要的过敏原不足，因而体外试验往往只能起到筛查的作用，难以满足病儿家长需要知道具体过敏原的要求。

综上所述，具体选择何种方法进行过敏原检测，需要家长和医生共同商讨决定，不能一概而论。

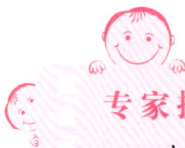

专家提醒

生活中的过敏原非常多，能检查的不过十余种。虽然可以检查过敏原，但往往查出来对实际的指导意义不是很大。家长细心观察，查找自己孩子的过敏原更为可靠。

16 小儿哮喘为什么要使用峰流速仪

6岁的京京最近刚被确诊为哮喘，医生建议他每天使用峰流速仪监测自己的肺功能。京京妈妈想，只要天天坚持用药就得了呗，何必再花钱费事地用什么峰流速仪啊，真有那个必要吗？

哮喘的主要病理变化是呼吸道的慢性非特异性炎症，引起的可逆性气道阻塞。肺功能检测可以客观地反映这种变化，对明确诊断、评估病情、判断疗效及指导用药均具有重要意义。用检测肺功能的方法管理哮喘患者就像通过测量血压来诊断和监测高血压；通过化验血糖来评估和监测糖尿病一样具有不可忽视的作用。

然而用精密的肺功能仪检测患儿的肺功能固然准确全面，但哮喘患者在治疗过程中绝大部分时间是在家中进行的，每天去医院进行肺功能检测很不现实。近年来，国内外学者推荐用峰流速仪来测量最大呼气流峰速（PEF），以随时监测哮喘患儿的病情变化。峰流速仪价格便宜、使用简单、易于掌握。峰流速仪所测得的最大呼气峰流速（PEF）值对于随时监测患儿的病情变化更加有利，并且其与肺功能仪所测得的一秒用力呼气容积（FEV_1）有一定的相关性，可重复测定。所以，峰流速仪用于门诊、急诊及家庭监测哮喘是十分可行的。

峰流速仪，为患儿提供了一种可在家中每天进行哮喘监测的理想工具；能帮助患儿客观地了解到哮喘的变化；能尽早发现哮喘病情恶化的迹象；在出现哮喘症状之前加药或就医，避免哮喘的严重发作；同时，连续记录每日 PEF 的变化，可了解病情的波动，为医生用药、分析病情提供客观依据，提高用药的治疗效果。因此，5 岁以上的哮喘患儿，每人均应配备一台峰流速仪。

专家提醒

峰流速实际是肺功能检查中最常用的指标之一，主要反映大、中气道的狭窄情况，但对部分以中、小气道狭窄为主的哮喘患儿，单凭检测 PEF，有时很难了解整个肺功能的情况。此外，对一些轻症患儿，PEF 亦可正常，而肺功能的检查却可能发现问题。所以尽管 PEF 是哮喘患儿最常做的简易肺功能检查项目，但其并不能完全替代常规的肺功能检查，必要时需要进一步测定最大呼气流量－容积曲线等，以了解患儿小气道的情况。

17 中医将小儿哮喘分为哪几期

中医历来将哮喘按发作期和缓解期进行论治。发作期以邪实为主，有寒、热之分，表现为痰邪壅肺，有形之痰阻于气道，形成喉中哮鸣，呼吸急促。缓解期以正虚为主，有肺、脾、肾之别。哮喘反复发作，久病气阴阳日益耗伤，正气渐虚，因而在发作缓解之后，仍有肺、脾、肾亏虚之征。痰伏于内，正气亏虚，又造成夙因久稽，御邪力弱，反复发病，难以痊愈。

长春中医药大学的王烈教授将哮喘分3期论治，认为由于年龄、病因、个体反应和病变程度等不同，临床起病及证候表现也各异，辨证可分为发作期、缓解期和稳定期。发作期属于邪气盛，证候又有寒、热、实、虚的不同；缓解期属于正气虚，余邪未尽，证候又有肺、脾、肾虚之偏重；稳定期属于邪祛正复阶段，但因经过前两期，故肾虚、邪伏是关键。

18 小儿哮喘发作期如何辨证

6岁的泽源最近哮喘又犯了，咳嗽，喘憋，咯黄脓痰，流黄鼻涕，手心热，大便干。泽源妈妈从药店买了治疗咳嗽的中成药，准备给他吃，可仔细看了说明书后，又不太敢给孩子吃了。说明书上说适用于热性哮喘，寒性哮喘者禁用。泽源妈妈拿不准他究竟是寒性还是热性，因此踌躇起来。那么，中医是如何辨证小儿哮喘的呢？

中医认为，小儿哮喘发作期主要分为寒性哮喘和热性哮喘，此外还有外寒内热、肺实肾虚等型。哮喘时痰涎稀薄，色白起泡沫，畏寒肢冷，则为寒性哮喘。发作时气息短粗，痰黄而黏，渴欲冷饮，面色潮红，则为热性哮喘。具体证候如下：

🦋 寒性哮喘

咳嗽气喘，喉间哮鸣，痰液清稀或带泡沫，形寒肢冷，鼻流清涕，面色淡白，恶寒无汗，口中不渴或渴喜热饮，舌淡红，苔薄白或白腻，脉浮滑，指纹红。本证主要由于寒邪外受，宿有痰饮。辨证要点为哮喘发作时伴有表寒征象、痰的色质、全身伴随症状及无明显热象。

🦋 热性哮喘

咳嗽喘息，声高息涌，惟以呼出为快，喉间痰吼哮鸣，咯痰黄稠，胸膈满闷，身热，面赤，口干，渴喜冷饮，咽红，尿黄，大便干燥或秘结，舌质红，苔黄或黄腻，脉滑数，指纹紫。此证主要由于阳邪亢盛，痰因热动，火炎痰生。辨证要点以哮喘发作时痰黄息粗、身热面赤、口渴、舌红苔黄为主。

总之，寒性哮喘与热性哮喘主要是从痰的色质、全身寒热之象及舌脉等方面来鉴别。因此，泽源应该属于热性哮喘。

专家提醒

由于小儿为纯阳之体，感寒之后容易化热，因此临床上以热性哮喘为多。

19 小儿哮喘缓解期如何辨证

4岁的一诺最近哮喘犯了好几次，发作过后总是爱出汗，食欲不好。妈妈想找中医给她好好调理一下。医生说一诺是肺脾气虚，吃一段时间的中药，会增强体质，减少哮喘发作的次数。那么，小儿哮喘缓解期中医是如何辨证的呢？

中医认为，缓解期以正虚为主，以肺、脾、肾脏腑辨证结合气、阴、阳辨证。以自汗、易感冒、纳差、便溏等为主症者，属肺脾气虚；以形寒肢冷、动则喘甚、便溏为主症者，属脾肾阳虚；以盗汗、潮热、干咳为主症者，属肺肾阴虚。具体证候如下：

肺脾气虚

面白少华，气短自汗，咳嗽无力，神疲懒言，形瘦纳差，大便溏薄，易于感冒，舌质淡，苔薄白，脉细软。辨证要点为有多汗、易感的肺虚表现，及纳差、便溏的脾虚表现。

🦋 脾肾阳虚

面色苍白，形寒肢冷，动则喘促咳嗽，气短心悸，脚软无力，腹胀纳差，大便溏泄，小便频数，舌质淡，苔薄白，脉细弱。本证多见于素体阳虚或哮喘日久者，以阳虚为主，故寒象明显。偏肾阳虚者，则形寒肢冷、动则喘促；偏脾阳虚者，则腹胀、纳差、便溏。

🦋 肺肾阴虚

面色潮红，夜间盗汗，消瘦气短，手足心热，时作干咳，喘促乏力，舌质红，苔花剥，脉细数。本证多见于素体阴虚或用药过于温燥者。偏肺阴虚者，则干咳少痰；偏肾阴虚者，则消瘦气短、夜尿频数。病久亦可出现阴阳俱虚。

专家提醒

实际上，很多哮喘患儿往往是肺、脾、肾三脏均有不足，家长自己不容易区分具体的证型，最好还是到正规的医院就诊，由专业的中医师来辨证施治。

小儿哮喘

NO.4

小儿哮喘的最新中西医治疗方法

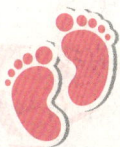

1 为什么说吸入疗法是治疗哮喘的首选给药方式

　　3岁的舒雅刚刚被医生诊断为哮喘，医生给她开了气雾剂和储雾罐。舒雅妈妈感觉这一大堆东西，瓶瓶罐罐的，用起来很麻烦，也不方便携带，想让医生换点口服的药。可医生说吸入疗法是治疗哮喘的首选给药方式，不能换。这是为什么呢？

　　在我国，二三十年前还能见到不少哮喘患者因为服用激素，而出现"满月脸"，"水牛背"，免疫力差，生活质量极为低下。但现在这种现象几乎消失了，其"功臣"就是"吸入疗法"。吸入疗法的发明，大大减少了应用糖皮质激素治疗哮喘的副作用，给哮喘的治疗带来了革命性的进步。目前已被全球哮喘防治创议列为首选疗法，且由于其简便、高效、安全等诸多优点，得到了全世界绝大多数哮喘病专家的认可。

　　具体来说，吸入疗法是将某些药物经特殊工艺处理和特殊工具作用变为微小的药雾，通过患者主动或被动地吸入，使药物直接进入气道而发挥作用。吸入疗法的优点主要有：

局部浓度高，作用强大

　　药物以微粒状直接吸入哮喘患病部位——呼吸道终末支气管或肺泡。由于肺内血管丰富，肺泡面积极大，因此药物可在局部发挥强大的作用。

起效快

　　吸入的药雾直接作用于气道表面，免除了口服或注射途径需经血循环到达气道的时间，因而起效快。β_2-受体激动剂一般在吸入5分钟即可起效。

用药量少，不良反应小

　　吸入疗法的药物颗粒直接作用在气道表面的靶细胞，达到相同疗效所需的药量仅为口服药的$1/20 \sim 1/40$；为注射剂量的$1/5$。由于吸入量小，进入全身循环少，故很少或几乎不引起全身不良反应，安全性高。

🦋 **使用较为方便**

吸入治疗瞬间即可完成给药过程，避免了注射造成的疼痛和儿童服药困难。

2 常用的吸入装置有哪几种

7岁的澜澜因为反复咳喘去哮喘门诊看病。医生建议她使用舒利迭，并让她取药后，找护士咨询如何使用。澜澜妈妈带她来到护士站，看到好几个孩子都在等着，有的拿着和澜澜一样的干粉吸入器，有的还拿着气雾剂。看着这些形形色色的装置，澜澜妈有点晕，到底有多少种吸入装置，每种有什么优缺点呢？

🦋 **压力定量气雾吸入器（pMDI）**

密封的罐内盛有药物和助推剂，药物溶解或悬浮于液体助推剂内，助推剂常用氟利昂。罐内始终保持400kPa（3003mmHg）的恒定压力，每次用手按动活瓣后，借助内部压力可以定量喷出100μL药液。

优点：体积小，便于携带；不必定期消毒，没有继发感染的问题。

不足：技巧性高，需吸入与释药同步进行，深吸气后要尽量长的屏气，儿童往往难以掌握；抛射剂可引起气管刺激、痉挛；肺沉降率不高，仅10%～12%，80%沉积在口咽部，可造成声嘶、霉菌、咽部不适；氟利昂可造成环境污染。

🦋 **压力定量气雾吸入器（pMDI）+储雾罐**

优点：与pMDI相比，肺沉降率增加1倍，可达20%；通过储雾罐的单向阀吸气，不必与呼吸动作同步，也不需要屏气；在口咽部的沉降率大大减少，咽部不良反应少。

不足：装置体积大，携带不便；塑料储雾罐可有静电，影响吸入量；

金属的储雾罐较贵。

干粉吸入器

药物以干粉形式贮存于特制的药囊或贮药池内，用药前由特定装置刺破药囊或将药物装填入贮药池内，使用者由吸气形成的负压，经吸口吸入药物。

（1）准纳器™（Accuhaler）、碟式吸入器（Diskhaler）为多剂量型干粉吸入器。

优点：低吸气阻力，操作简便，可用于4岁以上儿童或老年人；有计数装置；每个剂量都预先设置好，剂量准确；剂量输出好；每个剂量用铝箔塑封包装，防潮好；有乳糖，口味好，依从性好。

不足：要求吸气流速大于30L/min，低于都保的60 L/min；不适用于4岁以下儿童及严重哮喘患者；装置价格相对较贵；肺的药物沉积率较低，仅为14%。

（2）都保装置（漩涡式吸入器）是一种储存剂量型干粉吸入器，要求吸气流速大于60 L/min。

优点：药物在下呼吸道和肺泡的沉积率高，达到30%；可用于6岁以上的儿童或老年人。

不足：无矫味剂，患者吸入后无感觉，往往认为没有吸入药物，需详细解释该吸入装置的特点，以便患者正确使用；无准确的计数装置。

雾化器

（1）喷射雾化器：以压缩空气或氧气作为驱动力，常用驱动器流量为4～12L/min，多数雾粒直径为2～4μm，一般置入药液4～6mL，耗液量0.5mL/min，雾化吸入时间为5～15分钟，雾化的药液在肺内沉积率为10%。适用于5岁以下儿童、老年人、重度哮喘发作时、使用其他吸入装置有困难的患者。

（2）超声雾化器：通过超声发生器薄板的高频振荡将药液转化为雾粒，产生的气雾量比喷射雾化器大，耗液量1～2mL/min。每次雾化液量视临床需要而定。

3 为什么超声雾化器不再用于哮喘的治疗

6 岁的梓潼是一名哮喘老病号。因为发病频率较高，他妈妈三天两头要带着他去医院打针或做雾化治疗，费了不少时间和精力。前阵子，他妈妈听人介绍说网上卖的雾化器可以自己在家做雾化，就赶紧买了一台，原以为今后可以省时省力了，可做了几次后发现效果并不理想，孩子的哮喘反而更严重了。无奈，梓潼妈妈又带着孩子到医院求助。医生详细询问后得知，她购买的是几百元一台的超声雾化器，而这种雾化器主要是用于上气道疾病如咽喉炎等的治疗，并不适用于哮喘患者。这是为什么呢？

超声雾化器通过经压电晶体的震动产生高频声波，产生气沫微粒，药粒直径为 3.7 ～ 10.5μm，沉降率约 2% ～ 12%，速度一般为 1 ～ 2mL/min，溶液总量为 20mL。由于雾化量大，雾中水含量大大超过药物含量，可加重肺水肿；且用药量多，治疗持续时间长；还可造成某些大分子化合物的结构破坏。由于雾粒大小不均，故主要用于上呼吸道疾病。

目前临床上较为普遍应用的雾化给药装置是用空气压缩泵或氧气驱动雾化器。其所产生的雾粒直径大多在 3 ～ 6μm。比超声雾化给药更优越的是其可用于所有吸入型药液，如支气管扩张剂、抗过敏药、抗生素等，治疗范围广泛；雾化柔和，雾吸过程舒适；用药量少，治疗时间短，避免了超声雾吸的不足。所以，实际应用中超声雾化器已基本被空气压缩泵或氧气驱动雾化器所取代。

此外，应用压缩机制雾还具有机器坚固耐用，无须更换部件，使用寿命长；体积小，便于携带；无复杂附件，操作简单；易于清洗消毒等优点。目前，除了在医院广泛使用外，还有不少适合家庭使用的机型可供选择。

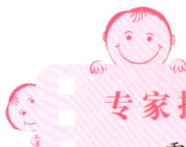

专家提醒

　　雾化器的质量及类型会直接影响治疗效果。使用不合格的雾化器，不仅无效，反而会耽误病情。所以，家长在选购雾化器时，应在医生的指导下选择知名品牌。

4 如何正确使用气雾剂

　　子涵7岁了，半年前年确诊为哮喘。医生给他开了丙酸氟替卡松（辅舒酮）气雾剂，并嘱咐他跟护士学习一下使用方法。可子涵妈妈看人太多，想着回家看看说明书就行，也就没去找护士。半年过去了，子涵虽然天天在吸药，可是效果却不好，还是不时有哮喘发作。于是，子涵妈妈又带他来找医生。医生详细询问了他的情况，并让子涵当场使用了气雾剂，结果发现，子涵按压和吸气不同步，药物几乎没有吸进去。那么，究竟应该如何正确使用气雾剂呢？

　　有统计数据显示，通过看说明书自学使用吸入装置的患者，其正确使用率不到10%，而经过医生培训的哮喘患者，其正确使用率达80%。由于方法掌握不对，很多患者用药后没效果，还认为是药物疗效不好，甚至有的患者重复使用，导致用药过量。患者如果采用不正确的方法，就达不到应有的治疗效果。以下是定量气雾剂具体操作步骤：

　　1.打开吸嘴盖，并用力充分摇动吸入器。特别是混悬型吸入剂，由于长时间静置，药物与溶媒易分层，分散不均匀。初次使用或超过7天未使用者，使用时需进行抛射。

　　2.缓慢呼气，直到不再有空气从肺内呼出为止。

　　3.使头后仰，把吸嘴放入口中，双唇紧包吸嘴。注意舌及牙齿不要阻塞吸嘴；嘴唇一定要把气雾剂喷嘴包严，假如包的不严，气雾剂喷出的雾就会从口唇的缝隙溢出来。

4.在用口缓慢吸气的同时，按下药罐将药物释放，并继续深吸气，尽可能长时间深吸气。

5.将气雾剂喷口撤出，尽量屏气约 10 秒钟，然后缓慢用鼻呼气。

6.如果需要第 2 吸，需要间隔 1～3 分钟再进行，避免连续吸入造成呼吸肌疲劳，同时可增加药物微粒在周围气道的沉积。

7.盖好装置，用药后应漱口。

简单来说，气雾剂的使用方法为：摇匀—打开盖子—深呼气—嘴唇包严喷嘴—深吸气同时喷药—憋气 10 秒钟—漱口。

专家提醒

　　患者喷完药后，一定要憋气。如果患者喷药后没有憋气，那么喷进的药马上会随着呼气从口腔中呼出，这样就很难保证治疗效果了。

5 为什么婴幼儿要使用储雾罐

2 岁的晓岩反反复复地咳喘，医生说他是哮喘，给他开了气雾剂和一个储雾罐。晓岩妈妈想用气雾剂时家长给按，小孩直接喷吸就得了，何必再用什么储雾罐？那么大一个罐子，药物离嘴更远了，怎么会有效呢？

我们前面说过，使用气雾剂的时候要求按压与吸气同步进行。如果大人按，让孩子吸，在短短数秒内，几乎不可能做到。吸入技术与方法是治疗成功与否的关键。小儿对吸入疗法的优点难以理解，加上其轻度的异味和刺激感使许多患儿不愿配合。定量手控气雾剂在4岁以下儿童难以解决气雾递送与吸气同步的问题。许多国家学者主张在气雾器与患儿口腔之间加上储雾罐以减少气雾剂在口腔内的沉积，增加气道吸入量。

储雾罐的英文名称为"Spacer"，是定量气雾剂（MDI）吸入疗法的辅助工具，用于储存气雾。它可增加定量手控气雾剂的疗效，减少其不良反应。加用储雾罐有以下优点：

储雾罐内有一个单向活瓣，只准许患者在吸气时将预先储存在罐内的药雾吸入气道，而不会使患者呼出的气体进入罐内。使用时，先将定量手控气雾器向罐内喷入药雾储存。患者可通过储雾罐反复吸气。储存在罐内的药雾经单向活瓣进入患者气道，直至罐内储存的药雾几乎全部吸完。这样就无须患者按压与吸气同步进行，可使吸入更加轻松。通过储雾罐可使进入气道的药雾增加50%，使药效增强。

目前使用的定量手控气雾剂均以氟利昂作为抛射剂，将药物抛射进入气道。氟利昂是强力的制冷剂，会对咽部产生冷刺激，而且气雾快速通过咽部也可产生惯性冲击和刺激。使用了储雾罐后，氟利昂在罐内蒸发，同时药雾通过咽部的速度也明显减慢，大大减少了对咽部的刺激。

储雾罐主要用于小儿以及吸气和手部动作配合不好的患者，或者使用MDI后咽喉部局部副作用明显的患者。特别是对于吸入性糖皮质激素，用储雾罐可明显减少吸入性糖皮质激素的局部副作用以及潜在的全身副作用。

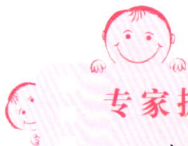

专家提醒

如果是使用塑料储雾罐，最好每半年更换1次，因为储雾罐的内表面对药物有吸附作用，会减少吸入的药物量。另外，清洗储雾罐时，使用清水即可，最好不要用刷子大力清洗，否则会损伤其原本光滑的罐壁，增加吸附作用。

6 如何正确使用准纳器

6岁的弋阳患哮喘1年多了，以前一直使用气雾剂加储雾罐吸入激素治疗，哮喘控制得还不错，可最近半年弋阳发作的有些频繁。医生建议他改用激素加舒张支气管的药物一起吸入，给他开了一个紫色、圆盘状、像个碟子似的东西。医生说那是准纳器，里面装着干粉状的药物。弋阳妈妈在护士的指导下认真阅读了说明书，并让弋阳使用练习器练习，很快他就能把练习器吸响了。护士说这就是说孩子会使用准纳器了。以下是准纳器具体的使用步骤：

1. 一手握住外壳，另一手拇指放在手柄上，向外推动拇指直至完全打开。

2. 向外推动滑动杆发出咔哒声，表明一个标准剂量的药物已备好以供吸入，在剂量显示窗口有相应显示。

3. 先握住准纳器并使之远离口，在保证平稳呼吸的前提下，尽量呼气，切记不要将气呼入准纳器中。呼气后将准纳器吸嘴放入口中，由准纳器深深地平稳地吸入药物，不能从鼻吸入。

4. 将准纳器从口中拿出，继续屏气10秒钟。

5. 关闭准纳器。将拇指放在手柄上，往后拉手柄直至发出咔哒声，表示准纳器已关闭，滑动杆自动复位。

专家提醒

使用准纳器时，要注意以下四点：① 拨动滑动杆打开药物以后，需保持准纳器基本水平，否则部分药物可能因为重力的作用丢失。② 打开药物后不能摇动吸入器。③ 不要对着准纳器呼气，否则呼出气体中的水分会造成干粉结块。④提醒孩子不要随意拨动滑动杆，以免造成药物浪费。

7 如何正确使用都保

大为上二年级了，由于患哮喘，最近医生建议他使用都保。妈妈把新买来的都保拆封后，根据说明书教大为使用。大为是个聪明的孩子，一学就会。可是吸完药后大为一点感觉都没有，不知道自己到底吸对没有。那么，都保到底应该如何使用呢？

都保是一种储存剂量型干粉吸入器，是临床常用的吸入装置。具体使用方法如下：

1. 先旋转并移去瓶盖，一手垂直握住瓶体，另一只手握住带螺旋的底盖，先向右转到底，然后再向左旋转回位，听到"喀"的一声，即完成了定量药池的填充。

2. 吸入前先呼气但不可对着吸嘴，然后含住吸嘴，仰头，用力深吸气后屏气 5 ～ 10 秒钟。

3. 用纸巾擦干吸嘴后，将瓶盖旋紧。

由于都保无添加剂，因此患者吸入后无吸入药物的气味及感觉。要想确认吸入的方法是否正确，可在吸嘴口蒙一块深色布，按照上面所示的吸入法，做出吸入动作，如果发现药粉粘在深色布上，说明吸入动作正确。

目前使用的都保有一个指示窗，每 20 个剂量单位有一个数字标识；

每 10 个剂量单位间隔会有一条指示线；最后 10 个剂量单位的背景为红色，红色出现即表示剩余 10 次剂量，提示应及时准备另一个都保。

专家提醒

使用都保时，要注意以下三点：① 旋转底座（取药过程）时，将吸入器保持基本垂直状态，否则无法保证取药量。② 取药后不能摇动吸入器，习惯使用气雾剂的患者容易出现这种错误。③ 不可对着都保的吸嘴呼气。

8 如何使用空气压缩泵雾化吸入

嘉勋刚刚 1 岁，就住了五六次医院。他从 3 个月患了毛细支气管炎开始，每十天半月的就喘 1 次，还患了严重的湿疹。每次住院，医生都会让他雾化吸入抗炎平喘的药物。这几天，因为咳嗽、喘息，嘉勋又住院了。医生说孩子得的是哮喘，建议嘉勋妈妈给他买台空气压缩泵回家使用。嘉勋妈妈买了雾化器、雾化吸入的药品和注射器，在护士的指导下，学会了如何给孩子做雾化吸入。具体的使用方法如下：

1. 在配制或取用药之前一定要彻底洗净双手。

2. 按逆时针方向旋转喷雾器，取下其上半部和进气活瓣。

3. 按医嘱注入药液，注入药量为 2 ～ 5mL。药量太少则难以起雾；太多则会增加不必要的雾化吸入时间，减少患儿的依从性。

4. 将其上半部垂直插入喷雾器中，然后按顺时针方向旋紧。

5. 安装口含器。

6. 握住喷雾器，连接压缩机的空气导管。

7. 打开开关，雾化器的吸嘴会有明显的气雾输出。

8. 患儿嘴唇裹住口含器，自然呼吸。无法口含的婴儿，可用面罩把口鼻罩住。

9. 当气雾输出停止时，即药物雾化完成，关掉开关，然后将雾化器清洗消毒。

专家提醒

使用雾化器时，要注意雾化时间不宜过长。持续雾化吸入超过 15 分钟，患儿容易疲劳，不再愿意配合。

9 常用的治疗哮喘的吸入药物有哪些

5 岁的博超是一名哮喘患者，由于经常用药，他的妈妈久病成医，也知道了不少哮喘治疗的事儿。可由于治疗哮喘的药物很多，医生有时用这种，有时又换成另一种。博超妈妈还是有些糊涂，吸入治疗哮喘的药物有哪些，是怎么分类的呢？

别看治疗哮喘的吸入药物品种繁多，方法多样，其实，用于吸入的药物大致就两类：支气管舒张剂和抗炎药物（即糖皮质激素）。具体见下表：

常用治疗哮喘的吸入药物

药物类别	药物名称	剂型和规格	用法用量
支气管舒张剂	沙丁胺醇	定量气雾剂，0.1mg/喷	1～2喷/次，3次/日，或按需使用
		碟式吸入器，0.4mg/泡囊	1泡囊/次，3次/日，或按需使用
		雾化液，5mg/mL	0～4岁，0.25mL；5～8岁，0.5mL；9～12岁，0.75mL；>12岁，1.0mL
	特布他林	定量气雾剂，0.1mg/喷	2～4喷/次，3次/日，或按需使用
		都保，0.5mg/吸	1吸/次，3次/日，或按需使用
		雾化液，5mg/2mL	体重>20kg，5.0mg/次；<20kg；2.5mg/次
	异丙托溴铵	定量气雾剂，20μg/喷	1～2喷/次，3次/日，或按需使用
		雾化液，0.5mg/2mL	0～6岁，0.25～0.5mL/次；>6岁，0.5～1.0mL/次
糖皮质激素	丙酸倍氯米松	定量气雾剂，50～250μg/喷	100～800μg/日，分1～2次
		碟式吸入器100～250μg/泡囊	100～800μg/日，分1～2次
	丙酸氟替卡松	定量气雾剂，50～125μg/喷	100～500μg/日，分1～2次
	布地奈德	定量气雾剂，50～200μg/喷	100～800μg/日，分1～2次
		都保，100～500μg/吸	100～800μg/日，分1～2次
		雾化液，1mg/2mL	250～1000μg/日，分2～4次
复方药物	舒利迭	准纳器干粉吸入（沙美特罗50μg＋丙酸氟替卡松100μg或250μg）/泡囊	1泡囊/次，2次/日
	信必可	都保（福莫特罗4.5μg＋布地奈德80～160μg）/剂	1～2剂/次，2次/日
	可必特	定量气雾剂（沙丁胺醇0.12mg＋异丙托溴铵500μg）/喷	1～2喷/次，3次/日，或按需使用

10 哮喘急性发作时医生会如何治疗

夏天到了，骄阳似火。放学后，同学们人手一根冰棍，阳阳也忍不住吃了一根。晚上阳阳不停地咳嗽，呼吸也急促起来，嗓子里发出"嘶嘶"的声音。阳阳妈妈知道阳阳的哮喘又犯了，看孩子难受的样子，急忙把他送到医院。经过医生的一系列处理，阳阳的喘息渐渐平息下来，咳嗽也减轻了。那么，医生究竟是如何给阳阳治疗的呢？

🦋 β₂ 受体激动剂

首先，医生会选用 β₂ 受体激动剂，这是目前临床应用最广的支气管舒张剂。根据其起作用的快慢，分为速效和缓效两大类。根据其维持时间的长短，分为短效和长效两大类。吸入型速效 β₂ 受体激动剂疗效可维持 4 ～ 6 小时，是缓解哮喘急性症状的首选药物。严重哮喘发作时第 1 小时可每 20 分钟吸入 1 次，以后每 2 ～ 4 小时可重复吸入。一般选择沙丁胺醇、特布他林雾化吸入，也可口服。

🦋 糖皮质激素

较轻的患儿，医生使用吸入型糖皮质激素普米克令舒，雾化吸入。较重的病例，则可口服或静脉使用激素，多选择甲基泼尼松龙或琥珀酸氢化可的松。一般使用不超过 1 周。

🦋 抗胆碱能药物

吸入型抗胆碱能药物的舒张支气管作用较 β₂ 受体激动剂弱，起效也较慢，但长期使用不易产生耐药性，不良反应少。临床常用的吸入型抗胆碱能药物为异丙托溴铵，商品名为爱全乐。

🦋 氨茶碱

短效茶碱可作为缓解药物用于哮喘急性发作的治疗。使用时要注意其不良反应，如烦躁、恶心、心慌等，并应监测其血药浓度。

11　哮喘不发作了还需要治疗吗

宁宁 8 岁了，每过一段时间就会发作一次咳喘。医生诊断他是哮喘，要求坚持用药。可宁宁妈妈担心吃多了药对孩子不好，每次只要宁宁的咳嗽、喘息消失了，也就不再给他用药了。宁宁妈妈的做法对吗？

我们说，哮喘是一种慢性过敏性的气道炎症，具有反复发作的特点。虽然哮喘的症状是发作性的，但是气道炎症却长期存在。在发作间歇期，患者看起来似乎没有问题，其实就像暂时不活动的"火山"，一旦受到过敏原的刺激，"火山"就会立刻爆发而出现咳喘症状；严重者在"火山"爆发时可能导致死亡。

哮喘的治疗分快速缓解和长期控制两个阶段。简而言之，快速缓解就是对急性发作的患者进行治疗，也就是缓解气道痉挛的症状；而长期控制是指对未发作时的哮喘患者也要进行治疗，主要是改善哮喘患者存在的慢性炎症状况。目前对哮喘的研究证实，采用规范的治疗，80% 的哮喘患者可以完全控制或良好控制，达到不发作、不额外用药、不影响学习和生活。

然而，在哮喘的治疗中还存在一些误区，它是造成我国哮喘发病现状的重要原因之一。例如很多家长在孩子哮喘发作时特别紧张，积极就医，而一旦病情控制，进入哮喘缓解期后，就会放松警惕，甚至认为只要"不喘"就是好了，就不需用药了。有的家庭嫌麻烦、怕耽误时间；有的家长怕花钱；有的家长存在侥幸心理。结果，气道的慢性炎症、失去控制，稍有风吹草动，又会诱发哮喘。其实哮喘气道炎症的控制是需要一个过程的，喘憋症状减轻并不意味着气道炎症已经得到了很好的控制，如果在这时就草率地减少吸入激素的剂量很容易出现哮喘复发。目前的治疗方案将哮喘患者的病情按严重程度分为 4 级，每级均有相应的治疗选择，并采用个体化的阶梯式治疗规范，达到并持续控制至少3个月之后再考虑降级治疗，降级后的治疗应继续维持哮喘控制。对于任何一个哮喘患者来说，从开始应用较大的吸入剂量到应用最小的维持剂量往往需要1年甚至几年的时间。遵照医嘱用药、定期复查、在医生的指导下严格按照哮喘诊疗指南调整药物种类和剂量，才可能达到对哮喘的长期良好控制，真正做到"健康呼吸每一天"。

12 为什么说吸入激素是治疗哮喘的一线药物

5岁的铭铭近1年来经常咳嗽、喘息，看过不少医生，都说铭铭是哮喘，要吸入激素治疗。可铭铭妈妈不想给孩子用激素，想用其他的药物来替代，可折腾了大半年，铭铭的哮喘不仅没有减轻，发作反而越来越频繁了。难道孩子得了哮喘，真得吸入激素吗？

我们说，治疗哮喘的药物分快速缓解药物和长期控制药物两大类。快速缓解药物，是指按需使用的药物，如沙丁胺醇等通过迅速解除支气管痉挛从而缓解哮喘症状，主要用于哮喘急性发作。长期控制药物，是指需要长期使用的药物。这些药物主要通过抗炎作用使哮喘维持临床控制，其中包括吸入性糖皮质激素（简称激素）、全身性糖皮质激素、白三烯调节剂、长效 β_2-受体激动剂（长效 β_2-受体激动剂，需与吸入性激素联合应用）、缓释茶碱、抗 IgE 抗体等。

由于哮喘是一种慢性气道炎症性疾病，而糖皮质激素具有强大的抗炎作用，因此激素是最有效的控制气道炎症的药物。其给药途径包括吸入、口服和静脉注射等，吸入为首选途径。

吸入激素的优点有：局部抗炎作用强；通过吸气过程给药，药物直接作用于呼吸道，所需剂量较小；通过消化道和呼吸道进入血液的药物大部分被肝脏灭活，因此全身性不良反应较少。

研究结果表明，吸入激素可以有效地减轻哮喘症状、提高生活质量、改善肺功能、降低气道高反应性、控制气道炎症、减少哮喘发作的频率和减轻发作的严重程度、降低病死率。多数哮喘患儿吸入小剂量激素即可较好的控制哮喘。全球哮喘防治创议（GINA）推荐吸入性糖皮质激素作为治疗该病的首选药物，所以说吸入激素是治疗哮喘的一线药物。

专家提醒

吸入激素的种类有很多，家长要在医生的指导下选择适合自己孩子的药物品种及剂量，不可自行选药。

13 吸入激素对儿童安全吗

小洁是一名哮喘患儿，在医生的指导下，已经吸入激素 3 个月了。在这 3 个月里，小洁 1 次也没有发作喘息，咳嗽也很少。小洁妈妈看孩子挺好的，想着激素用多了，终归不安全，而且听人说激素还会影响孩子的身高，就打算给她停药了。小洁妈妈的想法正确吗？

一说起激素，大家谈虎色变，觉得有很多的副作用。的确，长期全身应用激素后会出现向心性肥胖、满月脸、血糖升高、高血压、骨质疏松甚至股骨头坏死等。但上面说的副作用是指全身应用激素（口服或静脉注射），现在我们推荐的治疗哮喘的一线药物实际上是吸入激素。吸入激素的药理学、药代动力学特点和全身激素不同，其吸收比例非常低。我们把这种激素叫做局部激素。局部激素生物利用率特别低，通常吸入给药的剂量单位是微克，而口服激素的剂量是毫克（1mg = 1000μg），所以用的剂量非常小。有人做过这样一个换算，吸一口经过特殊加工的激素，其重量约为 1 粒小米的 1/200，所以吸入的激素是很少量的，也因此大大降低了副作用。其次，通过吸入的方法给药，药物随气流进入下呼吸道，主要在气道黏膜直接起作用，通过黏膜吸收进入血液循环的量是非常微小的。部分药物虽然会沉积在口咽部，而通过消化道吸收进入血液，但大多又随即被肝脏灭活，因此真正参与机体代谢的剂量是很少的，不会带来明显的全身性不良反应。只有很少一部分患者（约 2% ～ 3%）可能出现口腔霉菌感染、声音嘶哑、咽喉痛等轻微反应，只要注意用药后漱口，就会使以上反应减轻或消失。相反，由于不了解吸入激素治疗的特点，过分担心所谓的"副作用"，在缓解期不用任何药物，使哮喘反复发作，导致患儿呼吸不畅，体内供氧不足，则一定会影响孩子的生长发育，久而久之也会出现气道重塑，使患儿的肺功能受到不可逆的严重损害，失去了最佳的治疗时机，那就悔之晚矣了。

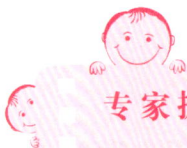

专家提醒

一般来说，每天吸入标准激素 400μg 以内，基本上是安全的。

14 为什么吸入平喘药物不能代替吸入激素

初中一年级的巧茹最近半年有好几次突然的喘息发作，医生诊断她患有哮喘，建议她使用吸入性糖皮质激素。巧茹是个爱美的女孩，她听说用激素会使人发胖，因此不想用激素。她问医生："我每次哮喘发作时用舒喘灵一喷就好了，为什么还要用激素呢？"那么，吸入平喘药能不能代替吸入激素呢？

邓丽君是我们非常喜爱的歌星，她的死因众说纷纭。比较普遍的说法是，邓丽君患有哮喘，由于她非常在意自己的形象，担心使用激素会变胖，因此拒绝使用激素，只是在哮喘发作时吸入平喘气雾剂。但长期使用已造成平喘药耐药性，症状未能缓解，遂一再增加吸入量，从而引起心动过速致死。这一死因尚未得到证实，但是国内外有资料表明确实有患者因长期使用平喘气雾剂而猝死。

平喘气雾剂能快速解除支气管痉挛、缓解临床症状，具有使用方便、见效迅速等优点。常用的有沙丁胺醇（舒喘灵）、特布他林（喘康速）等。但吸入平喘药物不能代替吸入激素，这是因为哮喘的发生根本在于气道的炎症，只有使用激素类抗炎药物才能从根本上解决哮喘的病理改变。平喘药不能起到抗炎的作用，且其使用剂量大时可出现心动过速、手指震颤和血钾下降等副作用。长期应用沙丁胺醇等 β_2- 激动剂可使支气管平滑肌 β_2- 受体数目减少，产生耐受性。另外，支气管平滑肌松弛可增加过敏原的吸入量。国外有报道，大剂量使用平喘药非诺特罗可能与哮喘患者病情加重和死亡率上升有关。

专家提醒

平喘药应只在哮喘发作时按需使用，绝不可作为控制药物长期使用。

15 孟鲁司特钠为什么可以治疗哮喘

剑飞3岁了，昨天他因为咳嗽、喘息去医院看病。医生仔细查体，并详细询问了他的病史后，告诉剑飞妈妈孩子得了哮喘，建议他每天服用1次孟鲁司特钠。剑飞妈妈想知道这是一种什么药？是激素吗？为什么能治疗哮喘呢?

目前,临床使用的孟鲁司特钠的商品名为顺尔宁,是一种选择性白三烯受体拮抗剂,也是目前唯一一种除激素外可单独应用的长期控制药,适用于成人及儿童哮喘患者。由于其应用范围较广,服用方便,尽管生产及用于临床较晚,现已得到临床医师的广泛认可。

哮喘发作时,白三烯介导的效应包括一系列的气道反应,如支气管收缩、黏液分泌、血管通透性增加及嗜酸性粒细胞聚集。本品对白三烯受体有高度的亲和性和选择性,能改善哮喘炎症的指标。

对某些轻症哮喘,单用孟鲁司特钠即可使哮喘得到有效控制。对某些使用激素但哮喘控制不理想的患儿,无须增加激素的用量,加用孟鲁司特钠后往往会收到很好的疗效。由于孟鲁司特钠不是激素,避免了与激素相关的不良反应,加之顺尔宁口感香甜,每天仅需在睡前服用1次,儿童的依从性很好,因此成为很多家长治疗哮喘时的首选药物。

本药的副作用较轻微,常见的有皮疹、兴奋、易激惹等,停药后可很快消失。

专家提醒

使用本品治疗哮喘往往需要1~3个月,甚至更长的时间。家长最好在医生的指导下使用,不可自行停药。

16 什么是哮喘的阶梯治疗

大龙前一段时间因为哮喘急性发作住院了。出院时医生给了大龙妈一张出院证,要大龙妈妈仔细看看。只见出院证上写着要进行阶梯治疗。

大龙妈不懂，什么是阶梯治疗呢？

我们说哮喘是一个动态的慢性疾病，药物治疗方案应该根据不同患者的不同时期而变化，所以需要制定一个与哮喘分期和分级相适应的阶梯式治疗方案。

急性发作期，轻度患者可先在家中吸入支气管扩张剂，根据治疗反应决定是否到医院就诊。

在医院里，医生根据发作程度采取相应措施，并不断评估病情以决定是否收住院、进入重症监护室或者出院。

未发作时，应根据长期管理分级（非急性发作期分级）采取措施，预防或减少发作。具体如下：

第1级：间歇发作患者，无须控制用药，只需根据症状用短效吸入型 β_2 受体激动剂。

第2级：轻度持续患者，每天用吸入糖皮质激素 200～400μg，在发作时用短效吸入型 β_2 受体激动剂。

第3级：中度持续患者，每天用吸入糖皮质激素 400～800μg 和长效支气管扩张剂（如舒利迭、信必可）以及使用缓释茶碱等；根据症状用短效吸入型 β_2 受体激动剂（如万托林）。

第4级：严重持续患者，每天用吸入糖皮质激素 >1000μg 和长效支气管扩张剂，必要时加用口服糖皮质激素；根据症状按需使用短效吸入型 β_2 受体激动剂（如万托林）。

长期管理的阶梯治疗方案建议在开始治疗时给予足够的治疗药物，以使患者尽可能快的达到哮喘控制而后减药。每3个月评估1次，根据分级的升降，决定治疗方案的升降。阶梯治疗的目的就是用尽可能少的药物达到哮喘的最佳控制。

17 中医对小儿哮喘如何进行辨证论治

中医将哮喘分为发作期和缓解期。哮喘发作期给予祛邪平喘治疗；缓解期重点在于扶正固本。

哮喘发作期，多属邪实，应当攻邪以治其标，并需辨其寒热而施治。寒性哮喘发作时伴有表寒证，需温肺散寒、化痰定喘。常用麻黄、桂枝、芍药、干姜、细辛、五味子、半夏、炙甘草、白芥子、苏子、莱菔子等。热性哮喘发作时伴有热证，应清肺涤痰、止咳平喘。常用麻黄、生石膏、杏仁、苏子、葶苈子、瓜蒌仁、海浮石、白芥子等。此外还有外寒内热、肺实肾虚等证型。

哮喘缓解期以正虚为主。以自汗、易感冒、纳差、便溏等为主症者，属肺脾气虚，应健脾益气、补肺固表，常用党参、五味子、茯苓、白术、黄芪、防风、半夏、橘红等；以形寒肢冷、动则喘甚、便溏为主症者，属脾肾阳虚，应健脾温肾、固摄纳气，常用附子、肉桂、鹿角片、山茱萸、熟地黄、仙灵脾、怀山药、茯苓、白术、胡桃肉、五味子、银杏等；以盗汗潮热、干咳为主症者，属肺肾阴虚，应养阴清热、补益肺肾，常用麦冬、北沙参、百合、五味子、山茱萸、熟地黄、枸杞子、怀山药、紫河车、牡丹皮等。

专家提醒

哮喘病程较长，迁延难愈。在进行中医调理时，不要抱着"毕其功于一役"的想法，而应耐心、细致地坚持治疗。一般经过两三个月的中医治疗，患儿肺、脾、肾不足的状态会得到改善，从而体质增强，减少哮喘的发生。

18 治疗小儿哮喘的常用中成药有哪些

　　小旭患哮喘 3 年了，奶奶一直给她煎服中药汤剂。最近奶奶身体不适回老家了。小旭爸妈白天上班，晚上回来再给孩子煎煮中药，感觉很辛苦，也很不方便。小旭父母看到药店里有不少治疗哮喘的中成药，就想用中成药代替汤药给她服用，可又担心中成药药效不如汤药，尤其是看到品种繁多的中成药不知该如何选用。那么，中成药到底能不能治疗哮喘呢？治疗哮喘的常用中成药有哪些呢？

　　应该说中成药可以治疗哮喘，尤其是在缓解期需要长期服药时，中成药有着服用方便、口感相对较好、孩子依从性好等优点。然而要想取得较好的疗效，必须根据不同的病情、证型，选择相对应的药物。下面就简单介绍一些目前药店出售的防治哮喘的中成药：

🐷 治疗小儿哮喘发作期的中成药

　　（1）小青龙口服液

　　【成分】麻黄、桂枝、白芍、干姜、细辛、甘草（参炙）、半夏（制）、五味子。

　　【性状】药品为棕褐色液体；气微香，味甜、微辛。

　　【功能主治】解表化饮，止咳平喘。用于寒性哮喘，表现为恶寒发热、无汗、喘咳痰稀。

　　【用法用量】每服 10mL，一日 3 次。小儿酌减。

　　（2）小儿肺热咳喘口服液

　　【成分】麻黄、苦杏仁、石膏、甘草、金银花、黄芩、连翘、板蓝根、鱼腥草、知母、麦冬。

　　【性状】本品为棕红色液体，久置有少量沉淀；味苦、微甜。

　　【功能主治】清热解毒，宣肺止咳，化痰平喘。用于热邪犯于肺卫所致的咳、喘、痰、热等症。适于治疗儿童感冒、肺热、支气管炎、喘息性支气管炎、肺炎等病症。

【用法用量】口服，1岁以下每次5mL，一日2次；1～3岁每次10mL，一日3次；4～7岁每次10mL，一日4次；8～12岁每次20mL，一日3次，或遵医嘱。

（3）哮喘宁颗粒

【成分】黄芩、牡丹皮、桂枝、甘草。

【性状】药品为黄棕色的颗粒或黄棕色的块；气微香，味甜。

【功能主治】宣肺止咳，清热平喘。用于热性哮喘。

【用法用量】开水冲服，5岁以下每次5g；5～10岁每次10g；10～14岁每次20g，一日2次。哮喘颗粒：每服10g，一日2次，开水冲服。

（4）桂龙咳喘宁胶囊

【成分】桂枝、龙骨、白芍、生姜、大枣、炙甘草、牡蛎、黄连、法半夏、瓜蒌皮、苦杏仁（炒）。

【性状】本品为胶囊剂，内容物为浅棕色的粉末；气芳香，味微苦而甜。

【功能主治】止咳化痰，降气平喘。用于寒热夹杂、肾气不足者。

【用法用量】口服，每次5粒，一日3次。小儿酌减。

❤ 治疗小儿哮喘缓解期的中成药

（1）玉屏风口服液

【成分】黄芪、防风、白术。

【性状】为棕红色至棕褐色的液体；味甜、微苦、涩。

【功能主治】益气，固表，止汗。用于肺气不足、反复外感者。

【用法用量】口服，每次10mL，一日3次。小儿酌减。

（2）百令胶囊

【成分】发酵冬虫夏草菌粉。

【性状】本品为硬胶囊，内容物为灰色至灰黄色粉末；气微腥，味微咸。

【功能主治】补肺肾，益精气。用于小儿哮喘缓解期，表现为肺肾两虚者。

【用法用量】口服，每次 2～6 粒，一日 3 次。小儿酌减。

（3）百合固金口服液

【成分】百合、生地黄、熟地黄、麦冬、玄参、川贝母、当归、白芍、桔梗、甘草。

【性状】该品为黑褐色的水蜜丸或大蜜丸；味微甜。

【功能主治】养阴润肺，化痰止咳。用于哮喘缓解期，症见肺肾阴虚、干咳少痰、咽干喉痛。

【用法用量】口服，水蜜丸每次 6g，大蜜丸每次 1 丸，一日 2 次。小儿酌减。

专家提醒

药店出售的治疗哮喘的中成药还有很多，这里不能一一列举。家长只要是依据中医的辨证施治原则进行选药，一般都会收到较好的疗效。

19 小儿哮喘的常用单方验方有哪些

8 岁的晓涵患哮喘好几年了。暑假她回爷爷家住，爷爷说，他小时候经常犯哮喘，由于当时家里很穷，吃不起药，一个亲戚告诉他一味中草药，让他每天服用试试看，没想到坚持一段时间后，多年的哮喘就没有再犯。民间确实有很多单方验方治疗哮喘很有效，下面就介绍一些常用的单方验方。

地龙胶囊

将地龙焙干，研成粉，装入胶囊。每次 3g，每日 2 次，温开水送服。本方能止咳平喘、消肿利尿，对哮喘有较好的疗效。地龙含有蚯蚓素，能使支气管平滑肌松弛。

麻黄粉

将麻黄用蜂蜜炙，烘干后研成细粉。每次 2g，每日 1 次，或发作时服。本方能宣肺平喘，解表散寒。麻黄中含有麻黄碱，能松弛气管、支气管平滑肌，与肾上腺素的作用相类似，对抗过敏也有一定的作用。

僵蚕茶

将僵蚕浸入生姜汁内，晒干，焙脆，加适量细条（细辛），共研成细末。每次开水冲服 5～10g，每日 2 次。僵蚕中含有多种脱敏祛风、改善免疫力的物质，能提高机体对致敏物质的耐受力。

苏子膏

将苏子用蜂蜜炙，研成粉末，加入淀粉、冰片少量，调成糊状备用。用时每次取服 2 匙，每日 2 次。苏子能降气祛痰平喘，用于痰多的哮喘。苏子含有脂肪油、维生素 B_1 等成分，能增加肺血液灌流量，改善肺的通气功能。

皂角胶囊

用皂角 15g 煎水，浸泡白芥子 30g，12 小时后焙干，研成细末，装入胶囊。每次 1～1.5g，每日 3 次。用于哮喘发作时痰多上涌、气喘气逆。

玉涎丹

江南许多地方居民常用活蜒蚰治疗哮喘。取蜒蚰 20 条、大贝母 10g，一同捣细制成丸。每次 1.5g，每日 2 次。用于热性哮喘。

葶苈散

用葶苈子 30g，桑白皮 15g，旋覆花 10g。研成细末备用。在哮喘发作、痰液上涌、呼吸气粗时，用温开水冲服 10g。能泻肺平喘，祛痰降气。

砒矾方

又称紫金丹，万病回春方，主要药物是白砒 3g（生用）、枯矾 9g；

另外用淡豆豉 30g，研细，蒸如泥状，加入白砒、枯矾，做成如绿豆大小的丸，以上重量的药可做砒丸 1000 粒左右。成人每次 3～5 粒，早晚各服 1 次。未能止喘时，可以略微增加用量，但是每日的总用量一般不超过 16 粒。有胃肠道反应时，需要减量，一直服用到哮喘停止，再改为维持剂量。每次 2～4 粒，每日 1 或 2 次，可继续服 1 个月或更长时间，视患者发作情况而定。本方适用于冷哮，对热性哮喘不适宜。因为砒石有毒性，砒矾丸须在医生的指导及严密观察下方可应用。

椒目

本药是花椒的种子，也是单方，具有即刻平喘的作用。将椒目研成细粉，筛匀，装入胶囊，每 3g 椒目粉可装 7～8 只胶囊。每次 8 只，每日 3 次，一般服 3～7 日为 1 个疗程。椒目性热，患者服后会有热感，所以热哮和阴虚的患儿不太适宜。

蝙蝠油方

用蝙蝠 1 只，香油 250g。将蝙蝠在油内炸焦后，去渣。油分 3 日服完。

木虾公方

用木虾公干燥的全草 30～60g，洗净，打扁，切碎，加水 900mL，煮沸 1 小时后，加入鸡肉或猪瘦肉，再煮 1 小时。取药液内服，也可吃肉。每日 1～2 次，连服 3～4 日，症状消失后就可停药。本方功能润肺化痰，镇咳定喘。主治哮喘。

少年红方

取少年红，水煎服。功能宣肺平喘。主治哮喘的急性发作。

专家提醒

上述单方验方最好咨询医生后使用。另外上述方剂提供的药量均为成人用量，小儿需在医生指导下酌减。

20 小儿常用的止咳平喘中草药有哪些

5岁的俐俐最近被诊断为哮喘，妈妈心急如焚地带着她看了不少中医，每次医生开的药都不尽相同。俐俐妈妈想知道，有哪些中药可以止咳平喘，这样好做到心中有数。下面就给大家简单介绍一下临床常用的止咳平喘的中草药。

地龙

性味：寒，咸。

功用：清热平喘止痉。

主治用法：用于肺热咳喘，高热烦躁。用量4～8g。

杏仁

性味：温，有小毒，苦。

功用：止咳平喘，润肠通便。

主治用法：用于伤风咳嗽，气喘痰多，津亏便秘。用量4～6g。

桑白皮

性味：寒，甘。

功用：清肺泻水，止咳平喘。

主治用法：肺热咳喘，水肿，小便不利。用量6～15g。

马兜铃

性味：寒，辛、苦。

功用：清肺降气，止咳平喘。

主治用法：肺热咳喘。用量3～6g。

枇杷叶

性味：平，苦。

功用：清肺降气，止咳，和胃。

主治用法：肺热气逆的喘咳。用量 9 ～ 15g。

🦋 款冬花

性味：温，辛、苦。

功用：止咳化痰，肃肺下气。

主治用法：肺寒咳喘。用量 6 ～ 10g。

🦋 紫菀

性味：温，辛、苦。

功用：止咳化痰，辛散不燥。

主治用法：对咳嗽不拘寒热及新病、久病都可应用。用量 6 ～ 12g。

🦋 百部

性味：平，甘、苦。

功用：润肺止咳，灭虱杀虫。

主治用法：润肺气，止咳嗽，多用于小儿顿咳、肺痨咳嗽。用量 9 ～ 15g。

🦋 苏子

性味：温，辛。

功用：肃肺降气，平喘止咳。

主治用法：降肺气，止咳嗽。用量 6 ～ 9g。

21 如何用贴敷疗法缓解小儿哮喘的发作

5 岁的小玉哮喘又犯了，看孩子喘憋的样子好难受，小玉的爸爸想起自己小时候也曾经犯过咳喘，家里的老人给自己的脚心敷了些中药，喘憋很快就减轻了。于是小玉的爸爸也想给小玉试一试，可是具体如何使用，小玉的爸爸又不知道了。

贴敷疗法是以中医基本理论为指导，应用中草药制剂，施于皮肤、孔窍、腧穴及病变局部等部位的治病方法，属于中药外治法。贴敷的主要部位为背部、脐部、足心以及相关的穴位。下面简单介绍几个缓解小儿哮喘发作的贴敷方法。

麻杏膏

麻黄、杏仁、甘草各等分，葱白头 3 根。前 3 味药碾成细末，同葱白头共捣烂如泥。敷贴脐孔，盖上不透水的油纸或塑料薄膜，胶布固定，半天取下，下午再敷，每天 2 次。用于因风寒、饮食等外因引起的哮喘。

三仁膏

桃仁 10g，杏仁 10g，栀子仁 10g，白胡椒 10g，糯米 10g。共为细末，蛋清调糊。每次 10g，分 2 份，于睡前敷双侧足心（涌泉穴），固定，次晨取下。每天 1 次，连用 5 ~ 7 天。用于哮喘发作期。

止哮膏

麻黄、地龙、椒目、川芎各 5g。上药共为细末。一般每次 5g，用鸡蛋清调糊敷脐，8 天为一疗程。用于哮喘发作期。

22 三伏贴能治哮喘吗

三伏到了，热得人喘不过气来。茉茉妈妈有一天路过中医院，看到门口排起了长龙，过去一打听，原来是在排队进行三伏贴。茉茉妈妈跑进去问医生，这三伏贴能治小儿哮喘吗，效果怎么样？

"三伏贴"是中医敷贴疗法的一种，是在三伏时进行中药外治，属于冬病夏治的范畴。中医特别强调预防，高明的医生不治已病治未病。冬病夏治就是一种传统的预防疾病的方法。根据"春夏养阳"的原则，由于夏季阳气旺盛，人体阳气也达到高峰，尤其是三伏天，肌肤腠理开泄，选取穴位敷贴，药物最容易由皮肤渗入穴位经络，能通过经络气血直达病处，可达到激发正气的作用。所以在夏季治疗冬天好发、阳气虚弱的疾病，如哮喘、反复呼吸道感染等，往往可以达到最好的效果。如果在缓解期服药治疗，能够鼓舞正气，增强抗病能力，从而达到防病、治病的目的。

三伏贴常选用具有温通经络、温肺化痰、散寒祛湿、通行气血、补养阳气、增强体质等作用的白芥子、延胡索、甘遂、细辛等中药研成细末，取汁调成膏状，根据病情选取不同的穴位。常用治疗哮喘的穴位有：天突、膻中、肺俞等。

三伏是初伏、中伏、末伏的合称，是一年中最炎热的时候。从夏至后第3个庚日为初伏；第4个庚日为中伏；立秋后第1个庚日为末伏。于三伏天各敷1次，连贴3年。病史较长或病情较为顽固者可适当增加贴敷次数。每次贴4～6小时；小儿2～4小时。如局部有烧灼感、疼痛感或小儿哭闹不止，可提前取下；若温热舒适或微痒可多贴几小时，待药物干后取下。

药物贴敷后，多数患者会出现麻木、温、热、痒、针刺、疼痛等感觉，也有部分患者无明显感觉，这些均属于药物吸收的正常反应。如果感觉特别剧烈，达到难以忍受的程度，请患者及时取下药物，用清水冲洗局部。切不要搓、抓、挠，也不要用洗浴用品及其他止痒药品，防止对局部皮肤的进一步刺激。

贴敷药物期间，应减少运动、避免出汗，以免药物移动脱落。尽量避免风扇、空调直吹，以利于药物吸收。贴药后当禁食生冷、肥甘、厚味、海鲜及辛辣刺激之品。

如背部有红、肿、刺、痒等症状，或背部贴药处出现针尖至小米大小的水疱，属药物贴敷后的正常反应，患者仅需保持背部干燥即可，或局部涂抹哈西奈德乳膏止痒、防止渗出。如果水疱较大或有少量渗出，可用消毒过的针刺破水疱，用消毒棉球吸干水疱中的渗出液，再用紫药水涂抹局部。如果渗出液较多，可使用2‰的黄连素溶液冷敷患处，待渗出减少后，再用紫药水涂抹局部。如果水疱体积巨大，或水疱中有脓性分泌物，或出现皮肤破溃、露出皮下组织、出血等现象，应到医院治疗。

专家提醒

穴位敷贴不是万能的，它只是疾病治疗的一种手段，不能完全替代其他治疗。因此，原本服药的慢性病患者，在进行中医敷贴期间不要盲目减药、停药。

23 哮喘患儿能用滋补膏方吗

冬天到了，小毛的奶奶从中医院给小毛买来了滋补膏方，说要给小毛好好补一补，免得小毛犯哮喘。小毛的妈妈却不同意，说小孩子不能吃补药。那么，哮喘患儿到底能不能用滋补膏方呢？

中医理论认为，治疗哮喘等呼吸道疾病的最佳时机有两个：一个是在夏季"冬病夏治"；一个是在冬季膏方调补。小儿脏腑娇嫩，哮喘患儿尤以肺、脾、肾三脏不足更为突出。儿童膏方是针对儿童先天不足、肺脾肾不足等生理特点，结合不同体质来调整阴阳气血而拟定的调补处方。对哮喘患儿，可适当用膏方调治，有利于改善体质、增强抗过敏能力、改善肺气虚的状况、预防哮喘的发作。

儿童膏方因为用药平和，攻补兼施，寒热并用，扶正祛邪，补虚纠偏，治中寓补，因此，对一些反复发作哮喘以及哮喘反复发作后处在缓解期的患儿，有利改善体质、增强免疫力，能帮助控制病情，从而预防哮喘的发作。

中药膏方中的辅料多为药食两用的物质，如莲子、红枣、山药、核桃肉、阿胶、薏苡仁、蜂蜜、冰糖等。适当选用，香甜可口，对人体有益，小儿也喜服，可达到药补、食补相结合。

儿童膏方的特点有异于成人，因为小儿为"稚阴稚阳"之体，不能滥补。应慎用温肾壮阳药，避免性早熟发生。主张调补，用药以平为贵。通常选用党参、太子参、白术等；少用滋腻碍胃之品。在补益药中，适当加入陈皮、佛手等理气畅中消导的药物，做到补中有消，消中进补。

膏方一般在冬至开始服用，连续服用2～3个月，通常连续吃膏方3年以上效果较佳。服用膏方的第1周，建议每日空腹服用1次，以利于药物吸收。1周后，可改为每日早晚空腹各服1次。

尽管小儿膏方好处很多，但服用时还是有许多讲究的：第一，忌口。一般来说，忌咸腥、虾蟹、辛辣、腥膻、油炸油腻食品，以及生萝卜、茶叶、咖啡等。膏方不宜和牛奶同服，二者能产生难溶性的化合物而不被人体吸收。哮喘患儿以及对某些食品有过敏反应的患儿，还要避免"发物"；避免接触油烟、油漆。咳嗽痰多的患儿要忌甜腻食品。第二，如果小儿在服用膏方期间患急性病，如外感发热、腹泻呕吐，或者哮喘发作时，要暂停食用膏方，立即就医，先治疗急性病，然后再遵照医生的指导继续服用膏方。第三，脾胃虚弱的小孩应先服用"开路方"，待胃肠功能康复后再服用膏方。

专家提醒

孩子最好在4岁以上再服用膏方。有的孩子服用膏方后会出现口干、便结等，可采用减半用量、延长服用时间等办法来解决。

24 针灸疗法能治疗哮喘吗

"国庆节"放假，大鹏去爷爷家玩。不知是白天玩得太累了，还是接触了什么东西，晚上大鹏的哮喘犯了，呼哧呼哧喘个不停。幸亏大鹏爷爷是一名老中医，他取出银针，给大鹏进行针刺。真是手到病除，不一会儿大鹏的喘息就缓解了很多，半小时后发作便停止了。针灸疗法真的这么神奇吗？中医是如何运用针灸疗法治疗哮喘的呢？

中医治疗哮喘的手段很多，其中针灸疗法具有起效迅速、副作用小等优点。下面做一简单介绍：

体针

实证宣肺平喘；虚证温阳益气。取手太阴经及任脉的腧穴为主，实证多针少灸，用泻法；虚证以灸为主，用补法。处方：天突、定喘、内关、列缺。随证配穴：实证，咳嗽配孔最，痰多配丰隆、足三里，胸闷配膻中、气海；虚证，肺俞、肾俞、关元。

哮喘发作时，针定喘、天突等穴，用捻针法加强针感，有平喘利气作用；孔最宣通肺气而治咳嗽；取丰隆、足三里健脾胃而化痰湿；膻中、气海为调气降气之有效穴，和内关相配起宽胸、利气、定喘的作用。肺肾气虚者，轻刺肺俞、肾俞以壮肺肾之气；关元为三焦募穴，与元气有关，取之可加强其作用。

缓解期可选用大椎、肺俞、关元、足三里等穴针灸，有减少发作或减轻发作症状的作用。

耳针

取平喘、肾上腺、肺、神门、交感穴。每次取 3～5 个穴。发作期有平喘作用；缓解期去平喘，加肾。

🦋 穴位注射

对年龄较大儿童发作时，取 0.1% 肾上腺素 0.1～0.2mL，注入定喘或合谷穴。

🦋 发泡

对年龄较大儿童可用此法。用白芥子末水调或毛茛捣烂，敷于大椎、肺俞等穴，使发泡如灸疮。

🦋 割治

选膻中、定喘、鱼际等穴，每次 1 穴，每隔 2 周重复 1 次。方法：① 常规消毒，局部麻醉，用手术刀纵向切开皮肤（切开皮层即可），切口长 0.2～0.5cm，切除皮下脂肪少许。② 用镊子伸入切口轮夹皮下组织数次，或用刀柄在骨膜上滑动（如膻中穴）。③ 如切口在 1cm 以上，则需要缝合、覆盖消毒敷料、包扎。

25 小儿哮喘看中医好还是西医好呢

4 岁的平平最近 1 年来经常咳嗽、喘息。医生说她患了哮喘，需要长期治疗。平平妈妈认为西药副作用大，想给她用中药治疗。可平平爸爸认为中药效果不好，而且很麻烦，不愿意给孩子用中药。那么，小儿哮喘到底看中医好还是西医好呢？

西医治疗哮喘疗效肯定，但西药系化学制剂，药品繁多，使用方法复杂，一旦使用不当会造成较严重的后果，且停药后容易复发。

中医治哮喘讲究辨证施治。中医会根据每个患儿的具体情况来施治，真正做到个体化治疗。急性发作期治疗，以肺为中心，改善症状。缓解期治本，以肺、脾、肾为中心而进行调理，以达扶正固本、补足正气、减少发作的目的。且中医中药治疗哮喘方法众多，中草药、针灸、气功、拔罐、割治、敷贴等疗法，各有功效，相互补充。长期应用中药治疗，只要辨证准确，最终多数小儿哮喘可以得到控制，停药后复发的也较少。

但中医治疗哮喘也有不足之处，如中药品种太多，配制困难，患者不易掌握；用药方式落后，口服汤剂无法常规配备，延误患者急用；中医治喘技术要求较高，大多数医师较难全面掌握。

因此，孩子得了哮喘，选择中医还是西医不能一概而论，应根据每个孩子的身体状况、对药物的反应、家庭人力、经济状况等综合分析，视具体情况而定。

NO.5

孩子得了哮喘，父母是最好的保健医

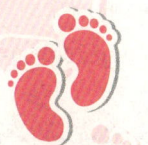

1 如何记哮喘日记

皓皓患了哮喘，妈妈带着他四处求医，跑了不少医院，可治疗效果不太理想。后来医生建议皓皓妈妈给他记哮喘日记，以便更好地了解孩子的病情。皓皓妈妈想知道为什么要记哮喘日记，应该怎样记录？

我们知道，哮喘的发病很复杂，与许多因素有关。如果将患儿每天的情况记录下来，如：哮喘在何时发作？在什么情况下发作？对什么药物和食物过敏？用什么药物、什么剂量下治疗效果最好？这样，通过哮喘日记，医生和患儿家长就会更全面地了解患儿的情况，从而总结和分析哮喘发作和治疗的规律，并据此选择和调整药物，有助于更好地控制哮喘。所以哮喘患者应该记录哮喘日记。

哮喘日记一般包括：①天气，主要是气温、气压、湿度和空气污染情况；②可疑饮食内容：包括巧克力、奶油、坚果、冰淇淋、饮料、糖、油炸食品、过咸食品和不经常食用的食品；③咳嗽、喘息情况：主要是咳嗽、喘息的时间、频率、有没有痰、咳嗽时有没有咽喉发痒；④运动和生活情况；⑤当天的症状和发病情况；⑥最大峰流速（PEF）值（适用于 5 岁以上的患儿）及昼夜变化率、药物使用等。

怎样记录哮喘日记呢？主要包括以下几方面内容：

（1）记录日间哮喘症状发生的频率：①每周小于 1 次的发作；②每周大于 1 次，但每天小于 1 次的发作；③每日都有发作症状。

（2）记录夜间哮喘症状发生的频率：①每月小于 2 次的发作；②每月大于 2 次的发作；③每周大于 1 次的发作；④经常出现的发作。

（3）发作时对日常生活的影响：①短暂发作不影响；②可能影响活动和睡眠；③频繁发作影响活动、睡眠。

（4）较大儿童应测 PEF 昼夜变异率：①小于 20% 变异率；② 20% ～

30% 变异率；③大于 30% 变异率。

（5）每日短效 β_2 受体激动剂（万托林等）的应用次数。

每次就诊时，将记录好的哮喘日记拿给医生看，医患共同分析、总结哮喘发作的规律。

专家提醒

哮喘日记可以自己制作，也可以向医生求教。有时医生会免费给患儿提供已制作成册的哮喘日记。

2 如何使用峰流速仪

5 岁的嘟嘟刚刚确诊为哮喘，医生建议他使用峰流速仪监测自己的病情。嘟嘟妈妈给孩子买了峰流速仪，却不知如何使用。那么如何正确使用峰流速仪呢？

前面我们说过，哮喘日记需要记录最大峰流速值（PEF），这个数值就是通过峰流速仪测得的。进行 PEF 测定，唯一需要患儿做的，是吹出短暂的最大的爆发气流。我们可以形象地启发孩子，像吹生日蛋糕上的蜡烛一样，但是呼气要更快更有力。一般 5 岁以上的儿童就能很好地做到这点。但无论多大的孩子，开始时都要进行训练。因为只有掌握正确的技术，才能真实、客观地反映肺功能的变化。

买到峰流速仪后，打开包装盒子，里面会有一张画着蓝色表格的记录纸。把它当做模板多复印几份，将复印件装订成册，以后就在这个装订好的册子上进行记录。

测试方法

（1）将透明接口粗的一端与峰流速仪圆形接口部紧套。

（2）将峰流速仪的红色游标指针轻轻拨到标尺最低处（归零）。拿峰流速仪的手指不要妨碍指针活动。

（3）站立，尽量吸足气，然后将嘴唇包住接口部（注意嘴唇四周不要漏气；不要用舌头堵住部分口器孔），然后在最短的时间内以最快的速度用力将气一次呼尽。

（4）这时将红色游标指针所指的刻度值记录下来，即最高呼气流量值（PEF值）。

（5）每次测试进行3次，选择3次中最高的1次PEF值，记入记录表中相应日期下方的对应位置（记录纸中表格纵轴由下向上以峰流速值的大小表示，只需在相应位置画上标记即可，点、圆圈或者星号等符号都可）。注意每次测试前，都要将红色游标指针拨到标尺最低处。

测定时间

（1）测定PEF应该是每天2次，早晨起床后及晚上睡觉前。即每天清晨起床后做的第一件事和晚上睡觉前做的最后一件事。如果患儿每天只能测1次PEF，最好固定在每天早晨起床后；且应固定在吸药前或吸药后，这样可使测得的结果具有可比性，一旦出现变化可被发现。

（2）每当患儿感到难受，准备使用支气管扩张药物时，在用药前先测定峰流速值；用药15分钟后再次测定并记录（注意：当哮喘严重发作，患儿感到明显呼吸困难时，不宜再行峰流速测定，应立即就医）。

预计值与变异率

（1）预计值：在哮喘得到很好控制的情况下，每天测2次，连续2周所测得最高值，或连续治疗3周情况稳定时所测的最高值为个人最佳值。峰流速值<80%个人最佳值（比如，患儿最佳值为300，如果测得峰流速值低于300×80%=240）时，提示哮喘发作。如患儿正在进行脱敏治疗，此时不宜再行脱敏注射，需用药治疗，待肺功能改善（即峰流速值

上升到个人最佳值80%以上）时，才可继续根据情况进行脱敏治疗，否则有诱发或加重哮喘的风险。

（2）变异率：规律地应用峰流速仪测定PEF，可以监测哮喘发作的严重程度和病情的发展过程。病情的严重程度一方面反映在PEF的基础水平上，也就是每次所测得的PEF值上；另一方面还反映在PEF的变异率上，尤其是24小时的变异率。例如，有些患儿虽然PEF的测定值在正常范围内，但其PEF的日间变异率>20%，说明此患儿仍处在哮喘发作期，病情未被有效地控制，需要进一步修改治疗方案。因此，在很大程度上，变异率的大小与病情的严重程度有关。

（3）日间变异率的计算：用患儿每天早晨吸入支气管舒张剂之前和前一天晚上吸入支气管舒张剂之后所测得的PEF的差值（如未用吸入支气管舒张剂的患儿，用早晚两次测定的差值）表示。也就是PEF一天内的最大变化幅度，用它可以直接敏感地描述PEF的日间变异率。其公式表示如下：

$$日间变异率 = \frac{PEF\,晚间值 - PEF\,早晨值}{1/2\,（PEF\,晚间值 + PEF\,早晨值）} \times 100\%$$

专家提醒

　　我们上面提到的是传统的机械式峰流速仪。目前还有一种电子峰流速仪，有条件的家长可酌情选用。

3 如何利用 PEF 进行家庭的哮喘管理

当得到患儿的 PEF 最佳值和最小日间变异率后，就可以告诉患儿，每日测得的 PEF 值不能低于个人最佳值的 80%，或者日间变异率不能大于 20%，否则需要进一步治疗，或到医院就诊。

另外，也可以利用比较形象的交通信号灯作比喻，向患儿详细解释应该如何做。可分为绿区（安全区）、黄区（警告区）、红区（危险区）等。

绿色信号灯区：指标为个人 PEF 最佳值的 80% ~ 100%，日间变异率小于 20%。此为安全区，表示可以通行。患儿一切正常，没有哮喘症状，能正常活动和睡觉，可以按常规用药。

黄色信号灯区：指标为个人 PEF 最佳值的 50% ~ 80%，日间变异率为 20% ~ 30%。为警告区，表示注意、小心。患儿可能有哮喘发作，也可出现喷嚏、喘息等症状；有些患儿可影响活动，不能安静睡眠。可能有以下几种情况：如 PEF 值突然下降，增加 β_2 受体激动剂能有很好地反应，表示哮喘急性发作；PEF 值逐渐下降，对吸入 β_2 受体激动剂不能有持久有效的反应，可能需要进一步增加吸入或口服激素量；PEF 值经常在绿灯区和黄灯区波动，说明病情未被很好地控制，应加强绿灯区的治疗。总之，在黄灯区即警告区，需要调整用药，最好去医院，请医生改变治疗方案。

红色信号灯区：指标为个人 PEF 最佳值的 50% 以下。为危险区，表示警告。患儿在安静时咳喘明显，不能活动，不能平卧，这时需立即加强治疗，应立即吸入 β_2 受体激动剂；如 PEF 值在用药后仍不能恢复到黄灯区或绿灯区，应立即到医院治疗。

所以在患儿就诊时，医生会根据每个患儿的情况得出他（她）的预计值，并算出其绿灯区、黄灯区、红灯区具体的数值，一目了然，使患儿在家中能够对照参考。

专家提醒

PEF 突然下降，说明哮喘要发作或已经发作；PEF 一直低于预计值，说明治疗效果不理想，应考虑调整用药；在用 β_2 受体激动剂前后测量 PEF 值可了解此药对该患儿的治疗效果。所以 PEF 测定无论对医生还是患儿都是十分重要的。

4 哮喘急性发作时如何进行家庭治疗

4 岁的佳佳刚刚诊断为哮喘，她的妈妈极为烦恼。屋漏偏逢连夜雨，晚上佳佳不知为什么又咳嗽不停，喘了起来，佳佳的妈妈束手无策，急忙带孩子赶去医院。医生说，其实佳佳妈妈不必这么急着往医院跑，可以在家里先采取一些措施，如果确实无效，再送孩子去医院。那么，哮喘急性发作时如何进行家庭治疗呢？

对于哮喘患儿来说，家庭往往是哮喘急性发作的主要地点，也是治疗哮喘发作的第一场所。由于哮喘发作常很突然，在许多时候都要依靠患儿家长首先处理，以缓解病情，从而获得理想疗效、改善预后。因此，每位患儿家长最好能掌握一些哮喘病常用的用药方法和防治原则，并掌握需要急诊的指征，以免延误重度哮喘的抢救时机。

哮喘家庭发作时家长应做到以下几方面：

评估哮喘发作的严重程度

患儿出现咳嗽、呼吸困难、喘息、胸闷、胸骨上窝和剑突下凹陷，睡眠不安，PEF 小于个人最佳值或预计值的 80%。这时就需要进行最初的家庭治疗。

家庭治疗

（1）迅速使患儿脱离过敏原。一旦脱离过敏环境，即使不给任何药物治疗，也可缓解病情。

（2）家长要安慰患儿以解除其心理压力。因哮喘发作时，患儿常有恐惧感、烦躁不安，这些精神刺激因素也可促使发作和加重症状。

（3）及时给予 β_2 受体激动剂，如沙丁胺醇（舒喘灵）气雾剂吸入，以迅速缓解支气管痉挛，起到平喘作用。对于吸入困难的患儿或不会吸入的儿童，可口服 β_2 受体激动剂和（或）茶碱类药物。一般情况下，轻、中度哮喘发作，在及时正确吸入沙丁胺醇后，症状能在 5～10 分钟得到迅速缓解。可在 1 小时内吸入 β_2 受体激动剂 1～2 次；重者可达 3 次。经初始治疗后，症状得到控制并持续缓解达 4 小时，PEF>80%，可继续吸入 β_2 受体激动剂，每 3～4 小时 1 次，持续 1～2 天；初始治疗后症状有改善，但不到 3 小时又反复，PEF 测量值在 60%～80%，可加口服皮质激素如强的松，并继续吸入 β_2 受体激动剂，或去医院救治。经初始治疗症状持续或恶化，PEF<60%，应立即加口服皮质激素，再重复吸入 β_2 受体激动剂，并及时转送到医院急诊。

（4）针刺天突、定喘、合谷、曲池等穴位，留针 10～15 分钟，并可不时捻转以加强作用。若家长不会针灸，则可以拇指与食指紧压患儿大椎穴并不断揉动，或紧压双手合谷穴至患儿感到酸胀为止，对平喘也有一定的效果。

专家提醒

家长需要在患儿哮喘未发作时，熟悉急性发作的相关知识，一旦出现症状就不至于慌乱无措，从而为重症发作抢救赢得时间。

5 什么情况下需要带孩子去医院急诊

小学 5 年级的小龙患哮喘好几年了，每次哮喘发作，自己吸入一些沙丁胺醇，很快就好了。昨天小龙的哮喘又犯了，他赶紧拿出沙丁胺醇气雾剂喷了一下，过了 20 分钟还是感觉胸闷难受，于是他又吸入了一次沙丁胺醇。如此反复用了好几次药，咳嗽、喘息似乎有了一点好转。妈妈想再等等看，谁知 1 小时过去了，小龙的喘息越来越重，大汗淋漓，话都说不成了。小龙妈妈这才急忙送孩子去医院。医生说再晚来一会儿，小龙的生命就有危险了。小龙妈妈懊悔不已。那么，什么情况下需要送孩子去医院急诊呢？

我们说可在家庭进行治疗的哮喘急性发作，是轻、中度哮喘。中度以上的哮喘发作，应立即去医院急诊处理。判断哮喘发作程度的标准如下：

🦋 轻度哮喘

患儿仅在步行、上楼或活动量增加时感到气短，休息通常可以好转，可平卧，讲话能连续成句，呼吸频率轻度增加，双肺听诊时可闻及散在的哮鸣音。家用峰流速仪测定，在初用支气管舒张剂后的 PEF 占预计值或本人最高值的 70% 以上。

🦋 中度哮喘

稍事活动即感气短，喜坐位，讲话时语句常有中断，呼吸频率增加，双肺可闻及响亮、弥漫的哮鸣音，脉率在 100～120 次/分之间。家用峰流速仪测定，在初用支气管舒张剂后的 PEF 占预计值或本人最高值的 50%～70%。

🦋 重度哮喘

休息时即喘息，喘息导致单字讲话方式，往往呈前弓位，精神焦虑烦躁，大汗淋漓，呼吸和脉率分别达 30 次/分和 120 次/分以上。家用峰流速仪测定，在初用支气管舒张剂后的 PEF 占预计值或本人最高值的 50% 以下。

若初步评估为中（重）度急性发作，可以一方面在家中使用吸入型速效支气管舒张剂（沙丁胺醇、特布他林等），使症状暂时有所缓解；另一方面及时到医院就诊。千万不可因为喘息暂时有所缓解，认为在家中继续用药就可控制发作，忽视就医进一步治疗的必要，造成病情反复或加重。

有时哮喘急性发作初期，虽然自觉症状不重，而吸入 β_2 受体激动剂，1 小时内症状仍不见缓解，或者药效维持不足 3 小时，因此需要反复用药，哮喘症状持续且逐渐加重，说明病情有所恶化或严重。应当迅速送医院治疗，尤其离医院较远的患儿，千万不要在家中反复多次用药，以至喘促严重、大汗、发绀，甚至嗜睡、神志不清时才匆匆送往医院，延误有效治疗时机，甚至在送院途中发生意外。而且反复多次用药或不规则用药，还会引起药物不良反应，使病情更加复杂难治。

专家提醒

如果患儿曾经有危重度哮喘发作史或气管插管史，那么，一旦哮喘发作，即应送患儿去医院急诊救治、观察。

6 治疗哮喘有哪些常见的误区

贞贞从 1 岁开始，经常出现咳嗽，喘息，每次感冒后总会喘几天。贞贞 2 岁时，医生明确告诉贞贞的父母，孩子患有哮喘，需雾化吸入激素治疗。可贞贞妈妈担心激素有副作用，不想用。于是全家人带着贞贞四处求医，试了许多偏方，还邮购了不少药，折腾了几年，贞贞的哮喘反而越来越重了。像贞贞这样的情况并非少数，在哮喘的治疗中存在许多误区，常见的有：

🦋 不愿接受长期规律治疗

哮喘患儿存在气道的慢性炎症，这种慢性炎症短时间内难以改变，需要经过规律、科学的长期治疗。但有些患儿家长不愿接收长期治疗的观念，幻想找到一剂见效的"灵丹妙药"。他们到处寻医，希望获得疾病的根治。而社会上某些商家、游医，甚至某些医学从业人员，利用这类患者的急切心理，通过一些不负责任的媒体，大做医疗广告，推销所谓的"偏方""秘方"，以牟取暴利。事实上，这些"偏方""秘方"往往含有大量的口服糖皮质激素甚至免疫抑制剂，短期使用的确有效，但长期使用，副作用极多，反而会加重患者的病情。这样做无异于饮鸩止渴。

🦋 不愿接受吸入药物治疗

与口服给药方式相比，吸入给药作用直接、起效快、用量少、副作用少，是哮喘治疗的一大特色。但吸入方法较为烦琐，一般需要医师反复示范，患者才能掌握。加之患儿年龄小，往往难以配合。患儿家长拿到药物后，不知如何使用，或者使用方法不对，得不到应有的疗效，久而久之，就会丧失对此类药物的信心。因此，患儿在正式使用吸入制剂之前，家长一定要反复询问医护人员，学会正确的使用方法。

🦋 糖皮质激素治疗不当

吸入型糖皮质激素，是长期治疗持续性哮喘的首选药物。然而，很多家长担心长期使用糖皮质激素会产生副作用，因此不愿接受此类药物的治疗。事实上，这种担心是不必要的。吸入激素与口服和静脉给药激素不同，其局部抗炎作用强、使用剂量少、全身副作用（如肥胖、骨质疏松、糖尿病等）极少发生。历经近半个世纪，数千万患者的应用，吸入激素已被证明是一种非常安全有效的药物。只要在规定的剂量内使用，对儿童的生长发育无不良影响，因此，可长期应用。口服及静脉给药用于病情较重的哮喘发作或重度持续哮喘时，因全身副作用大，仅能短期应用。注射用的激素如地塞米松，用雾化泵雾化治疗是不正确的方法。地塞米松为水溶性药物，雾化后对于气道炎症没有任何好处，反而增加感染的机会。

🦋 不恰当地应用抗菌药物治疗

哮喘是一种肺部慢性非特异性炎症性疾病，它不同于一般的细菌、病毒等感染引起的炎症，是一种变态反应性疾病。由于哮喘不是细菌感染，只有对感染诱发的哮喘患者，才能酌情加用抗菌药物，但必须有细菌感染存在的证据，如发热、咳脓痰、白细胞升高等。不恰当地应用抗菌药物，既增加了患者的经济负担，又加速了细菌耐药性的产生。

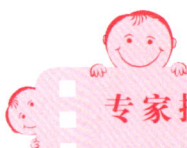

专家提醒

调查显示：我国约 1/3 的儿童哮喘未被及时诊断；18% 的儿童喘息在治疗上未被重视；50% 的哮喘儿童在接受了 3 年的医疗干预后才被正确诊断；哮喘儿童的家长，半数以上认为他们的孩子达到了较为理想的控制水平，但实际情况并非如此。

7 换个地方能治好孩子的哮喘吗

8 岁的小华是个哮喘患儿，虽然父母一直在给他治疗，可一到冬天小华总断不了咳嗽、喘息。小华的妈妈怀疑是北方冬天寒冷、干燥、污染的空气引起小华哮喘发作，因此想带他去南方生活。那么，换个地方真能治好孩子的哮喘吗？

我们说引起哮喘的原因很多，其中环境因素是重要的一部分。哮喘是有地域差别的，有的在南方易发，有的在北方易发，主要取决于过敏原。如果能够在换地方之后，有效地避免了过敏原，那么，自然可以减轻或减少哮喘的发作。所以，首要的是要了解引起孩子哮喘的原因是否与当地的环境及气候有关，否则即使换了地方，也可能治不好哮喘。常见的环境因素有：

🦋 地区性因素

花粉过敏性哮喘具有明显的地区性特征。所谓地区性特征是指患者通常仅在致敏花粉飘散的地区发病，移居无花粉飘散的地区，症状就可很快缓解。所以，了解孩子是否对当地花粉过敏，至关重要。

🦋 季节性因素

有些哮喘患儿的发作与植物的花期相吻合，每年均在相对固定的时期发作，所以父母应掌握当地致敏植物的花期和花粉飘散特点。部分合并对其他常年性存在的变应原，如室尘、尘螨过敏的过敏性哮喘患者，病情可以表现为常年性发作、季节交替时加重。

🦋 家庭居住环境

如果卧室狭小，居住的人多，则空气污浊。尤其在北方的冬天，天气寒冷，空气干燥，为了取暖，门窗紧闭，导致空气污浊，容易引发呼吸道感染，从而诱发哮喘。如果家里还有人吸烟，那么，被动吸烟则更增加了哮喘发作的概率。有些家庭宠物与人共处同一卧室，宠物的唾液、粪、尿和皮屑中存在着大量的过敏原，由此引发哮喘的病例也越来越多。

如果孩子的哮喘发作确实与以上因素有关，那么换个城市、换个生活的环境，哮喘则有可能减轻，甚至不药而愈。

专家提醒

哮喘患儿在换地方生活后，可能会减少原有过敏原的刺激，但家长尤其要注意，在新的生活环境中是否存在新的过敏原，从而避免哮喘的发作。

8 如何判断孩子的哮喘已得到了控制

萍萍经过一段时间的治疗，咳喘减轻了许多，已经不怎么发作哮喘了。萍萍妈妈想知道，孩子的哮喘是否已经好了。医生给了萍萍妈一张表格，让萍萍进行测试，从而评估孩子哮喘的控制情况。这张表其实是一个测试问卷，适用于 4～11 岁儿童哮喘患者，可在家中用于病情的长期监测。

❦ 儿童哮喘控制测试问卷

第 1 步：让您的孩子回答前面的 4 道问题（1～4）。如果孩子需要帮助，您可以帮助孩子阅读或理解这些问题，但要让孩子自己选择答案。您自己回答剩下的 3 道问题（5～7），不要让您孩子的答案影响您的回答。答案没有对错之分。

第 2 步：将每道问题中所选答案的数字写在右边的评分框中。

第 3 步：将每个评分框中的分数加起来得到总分。

第 4 步：将测试问卷交给您的医生，并一起讨论您孩子的总分情况。

1. 今天你的哮喘怎么样？

0 很差	1 差	2 好	3 很好

2. 当你在跑步、锻炼或运动时，哮喘是个多大的问题？

0 这是个大问题，我不能做我想做的事	1 这是个问题，我不喜欢它	2 这是个小问题，但我能应付	3 没问题

3. 你会因哮喘而咳嗽吗？

0 会，一直都会	1 会，大部分时候会	2 会，有些时候会	3 从来不会

4. 你会因为哮喘而在夜里醒来吗？

0 会，所有时间	1 会，大部分时间	2 会，有些时间	3 从来不会

5. 在过去的 4 周里，您的孩子有多少天有日间哮喘症状？

5 没有	4 1～3 天	3 4～10 天	2 11～18 天	1 19～24 天	0 每天

6. 在过去的 4 周里，您的孩子有多少天在白天出现喘息声？

5 没有	4 1～3 天	3 4～10 天	2 11～18 天	1 19～24 天	0 每天

7. 在过去的 4 周里，您的孩子有多少天因为哮喘而在夜里醒来？

5 没有	4 1～3 天	3 4～10 天	2 11～18 天	1 19～24 天	0 每天

我孩子的得分意味着什么？

🦋 19 或更少

（1）如果您的孩子得分是 19 或更少，这或许表明您孩子的哮喘并没有得到最妥善的控制。

（2）拜访您孩子的医生，并讨论您所得到的儿童哮喘控制测试结果，询问您孩子的哮喘治疗方案是否需要改进。

（3）询问您孩子的医生关于每日的长期药物治疗，以便帮助控制气道炎症及气道狭窄，这两个是引起哮喘症状的主要原因。许多孩子可能需要每日治疗这两方面问题，以获得最好的哮喘控制。

🦋 20 或更多

（1）如果孩子的得分是 20 或更多，哮喘或许在控制之中。在评估孩子的哮喘时，医生可能会考虑其他的因素。您应该拜访医生，讨论孩子的哮喘情况。

（2）哮喘是不可预知的。您孩子的哮喘症状或许是轻微的或没有，但它们可能在任何时候突然出现。

（3）不论您孩子感觉有多好，都应该定期让您的孩子进行儿童哮喘控制测试。持续定期地让您的孩子看医生，以确保您孩子的哮喘得到最妥善的治疗。

9 如何预防吸入激素的副作用

6岁的嘉怡吸入激素治疗哮喘已经有半年了，哮喘一直控制得不错。今年她上了小学，是寄宿制的，妈妈把吸入的药物给她带到学校，让她继续吸入。最近嘉怡回家后，妈妈发现她的嘴里有许多白色的絮状物，于是赶紧带她去医院。医生说嘉怡没有在吸入激素后好好漱口，得了鹅口疮。那么，如何预防吸入激素的副作用呢？

由于糖皮质激素吸入疗法是以呼吸道局部黏膜治疗为主，故局部副作用相对较多，而全身副作用相对较少。局部副作用主要有念珠菌性口腔炎和咽喉炎、声嘶、口腔内小血肿、局部刺激感等。避免发生这些副作用的主要措施有：

（1）吸入糖皮质激素后及时漱口。吸入糖皮质激素后及时漱口，可使约占吸入总量42%的糖皮质激素随漱口液排出体外。提示及时漱口可以有效地避免吸入性糖皮质激素的气道外吸收，从而大大减轻或避免全身副作用。

（2）配合储雾装置吸入。通过定量揿压吸入器吸入的糖皮质激素中，有80%～90%沉积在口咽部。这些沉积在口咽部的糖皮质激素，是引起局部副作用和吸收后引起全身副作用的主要原因。近年来，通过广泛使用各种不同类型的储雾装置配合定量揿压吸入器吸入，已经显著减少了经口吸入糖皮质激素的口腔内沉积量和吞咽剂量，使得吸入性糖皮质激素的全身副作用、局部副作用进一步减少，大大增加了吸入性糖皮质激素的安全性。

（3）掌握正确的吸入技术，以减少药物在口腔或咽喉部的沉积量。

（4）根据病情，尽量缩短疗程，减少吸入剂量，从而减少念珠菌性口腔炎的发生率。

（5）增强患儿体质。如患儿体质较弱或腺样体、扁桃体已切除，均可增加副作用的发生概率。

专家提醒

一旦发生上述副作用，通常停药数天即可自愈。除非发生特别严重的副作用，一般无须停止吸入药物。切不可自行停药，以致哮喘复发。

10 什么是小儿哮喘的耳穴疗法

飞飞是一名哮喘患儿，全家人想了许多办法给飞飞治疗。最近飞飞的爷爷在电视上看到有人介绍，在耳朵上贴王不留行籽治疗近视，就想了解一下，是不是这种方法也可以治疗哮喘？

事实上，耳穴疗法的适应证很广，可以治疗许多疾病。具体来说，耳穴疗法，是用胶布将硬而光滑的药物种子或药丸等物准确地粘贴于耳穴处，给予适度的揉、按、捏、压，使其产生酸、麻、胀、痛等刺激感，以达到治疗目的的一种外治疗法，又称耳郭穴区压迫疗法。

中医认为，人的五脏六腑均可以在耳朵上找到相应的位置，当人体发生疾病时，往往会在耳郭上的相关穴区出现反应。刺激这些相应的反应点及穴位，可起到防病治病的作用。这些反应点及穴位就是耳穴。其实，耳穴贴压法是耳针治疗的方法之一。

耳穴贴压的贴压物多选王不留行籽，也可用其他硬而光滑的药物种子或药丸。在家里如找不到合适的药丸，用绿豆也可。还要准备胶布、耳穴贴压板、小刀、镊子、酒精或碘伏、棉球等。贴压时，先探查穴位，然后消毒和脱脂，之后贴压穴位，最后按压穴位。

哮喘病具体选穴参考如下：

①哮喘急性期：主穴：平喘、喘点；配穴：肺、气管、神门、肾、肾上腺、交感、皮质下。每次每穴按压 1～2 分钟，每日按压 4～6 次。适用于各型哮喘。

②预防哮喘：选穴：支气管、肺、肾上腺、前列腺。每次每穴按压 1～2 分钟，每日按压 4～6 次，每次贴敷 5 日，休息 2 日，再行下次贴压，6 次为 1 个疗程。

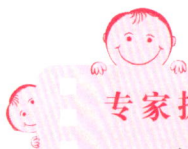

专家提醒

贴压耳穴应注意防水，以免脱落。夏天易出汗，贴压耳穴不宜过多，时间不宜过长，以防胶布潮湿或皮肤感染。如对胶布过敏者，可用粘合纸代替。耳郭皮肤有炎症或冻伤者不宜采用。

耳尖

趾　指

踝

神门　腕

子宫　盆腔　膝
（精宫）

臀

交感　坐骨神经　腰骶椎　肘

膀胱　肾

外生殖器

尿道　大肠　胰（胆）　腹

小肠

直肠下段　阑尾　十二　胸椎

膈　指肠

食道　胃　肝

贲门

口　胸

屏尖　气管　心　肺　脾

咽喉

外鼻　肾上腺　内质干　脑干　肩关节

内鼻　三焦　脑点　颈　锁骨

平额

高血压点　内分泌　枕

目1　睾丸　太阳

（卵巢）　额

目2

降压沟

1　2　3　下颌

上耳背

牙痛点1　上颌　耳迷根

4　5　6　中耳背

牙痛点2　眼　面　内耳

颊

7　8　9　下耳背

扁桃体

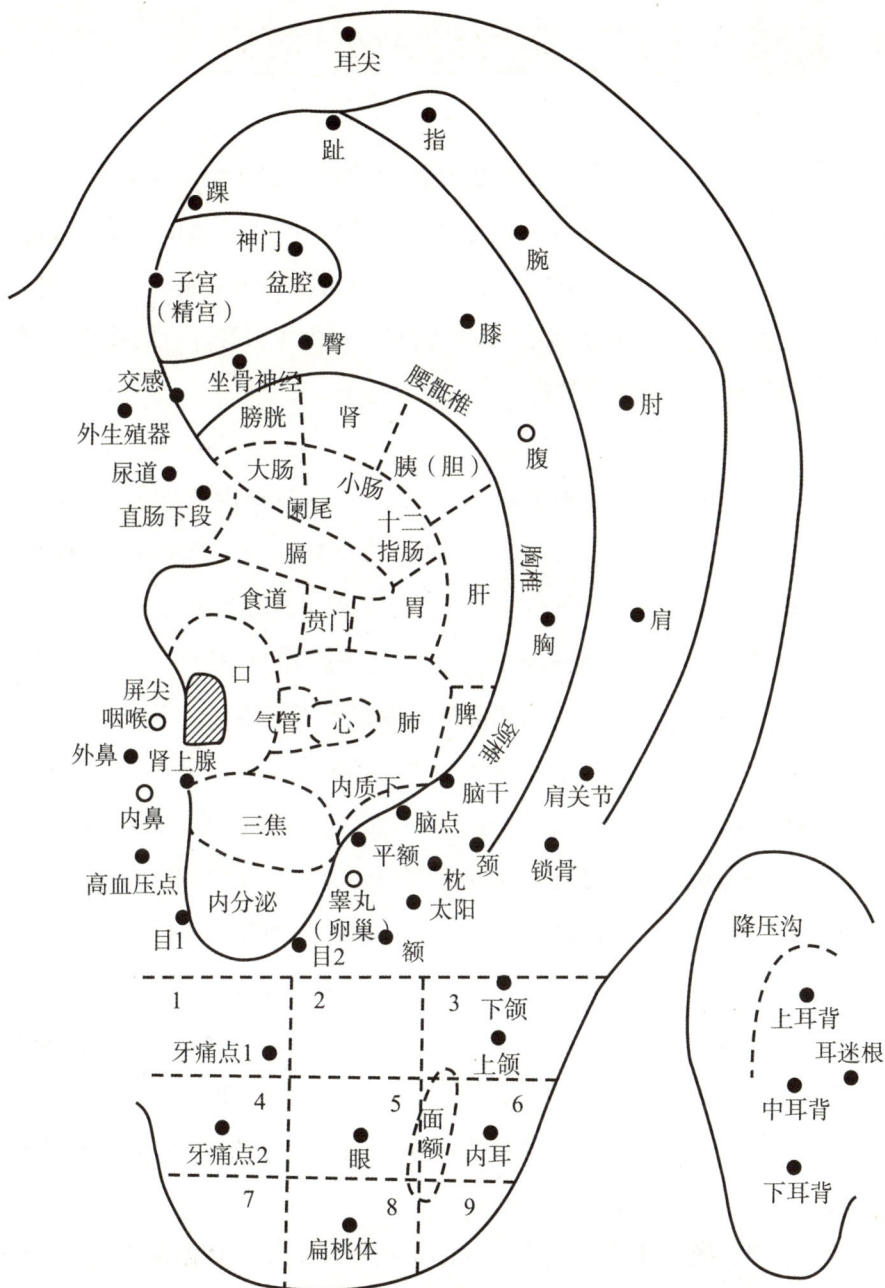

图1　耳穴定位示意图

11 如何在家中用灸法治疗小儿哮喘

灸法是用艾绒或其他药物放置在体表的腧穴上烧灼、温熨等，借灸火的温和热力以及药物的作用，通过经络的传导，起到温通气血、扶正祛邪、治疗疾病和预防保健的方法。是针灸医学的主要组成部分，也是我国重要的传统非药物疗法之一。灸法有艾炷灸（直接灸、间接灸）、艾条灸、温针灸、电热灸、敷药灸（药物发泡灸）等。

❤ 操作方法

（1）艾条灸：是用质地柔软、疏松而又坚韧的桑皮纸把艾绒裹起来，卷成直径约 1.5cm 的圆柱形，越紧越好，卷紧后用胶水或浆糊封口而成。将艾条点燃一端后在施灸部位（穴位）重灸即可。艾条灸可分为温和灸、回旋灸和雀啄灸三种。温和灸，是指将艾条燃着的一端靠近穴位熏灼，距皮肤 2～3cm，以患者有温热舒适为度，可固定不移，每处灸 5～10 分钟，至皮肤稍有红晕。回旋灸，是将点燃的艾条悬于施灸的部位平行往复回旋移动，使皮肤有温热感，距皮肤 2～3cm，灸 20～30 分钟。雀啄灸是将点燃的艾条于施灸部位上约 3cm 高处，对着穴位，像小鸟雀啄米样，一起一落，忽近忽远，每处灸 5 分钟。此此法多用于儿童。

（2）艾炷灸：用艾绒捏成上尖底平的圆锥体，安放在穴位上，点燃其尖端以施灸，每燃烧 1 枚艾炷即为 1 壮。艾炷灸又分直接灸和间接灸两种。直接灸是将灸炷直接放置在皮肤穴位上施灸。间接灸施灸时在艾炷与穴位之间垫一隔物，将艾炷点燃施灸。医生常选择姜、蒜、盐等作为间隔物。

（3）温针灸：主要是利用烧燃的艾条或艾绒使针体温度升高，然后进行针刺。

小儿皮肤娇嫩，又不易配合，故不宜使用艾炷灸和温针灸。用艾条灸时，施灸者须将食、中两指分开置于施灸部位的两侧，通过操作者手指的感觉来测知患儿局部受热的程度，以便及时调整施灸的距离。施灸后，局部皮肤出现微红灼热，属于正常现象，无须处理。如因施灸过量，局部出现小水疱，只要不擦破，可任其吸收。若水疱较大，可用消毒过的针刺破水泡，放出液体，再涂以消炎药膏，并以消毒纱布保护。

🦋 具体选穴

（1）寒性哮喘：一般主穴可选用天突、列缺、中脘、足三里等穴。采用艾条灸。将艾条点燃后，熏烤穴位，每次每穴灸 10～15 分钟，每日 1 次，5～7 次为 1 个疗程。

（2）预防：选膻中、列缺、肺俞、足三里、大椎、天突、中府、云门、神阙。根据孩子的年龄特点，艾灸可以循序渐进，由 10 分钟开始，逐渐适应，时间逐渐增加。如果时间允许，上述穴位一起配合灸是最好的；如不便或没时间，可每天灸 1 穴，施灸的时间可相应延长。

专家提醒

使用灸法时一定要注意避免烫伤小儿。进行艾条施灸时一定要选择质量好的艾条，因为质量差的艾条杂质较多，燃烧时产生的烟气可能会刺激气道，起到反作用。

12 小儿推拿的常用穴位和手法

小儿推拿疗法，简单、方便、有效，不受设备、医疗条件的限制，又能免除患儿服药、打针之苦，因此深受患儿及其家长的欢迎。小儿推拿的穴位特点，主要表现在特定的穴位上。这些穴位大多集中于头面及上肢部，且穴位不仅有点状，也有线状和面状。点状，即一个点是一个穴位，如手背腕横纹中央点即是一窝风穴（相当于针灸的阳池穴）。线状，即从一点到另一点连成的一条线，如前臂的三关穴和六腑穴都是线状穴。面状，即人体的某个部位就是一个穴，如整个腹部为腹穴。临床操作中，一是强调先头面、次上肢、次胸腹、次腰背、次下肢的操作程序；二是强调手法的补泻作用；三是重视膏摩的应用和使用葱汁、姜汁、滑石粉等介质进行推拿，这样既可保护娇嫩皮肤不致擦破，又可增强手法的治疗作用。

小儿推拿的对象，一般是指 5 岁以下的小儿；用于 3 岁以下的婴幼儿，效果更佳。其治疗范围比较广泛，如泄泻、呕吐、疳积、便秘、厌食、脱肛、感冒、发热、咳喘、惊风、遗尿、肌性斜颈、斜视、小儿瘫痪等症。

❀ 小儿推拿常用穴位

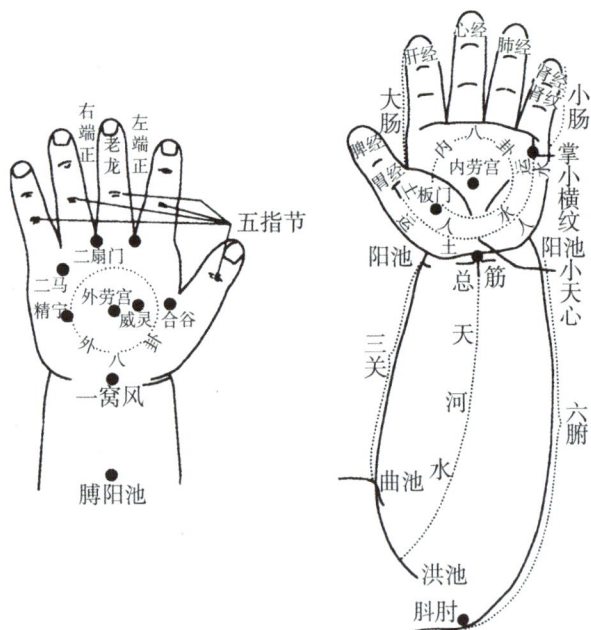

图 2　小儿特定穴上肢图

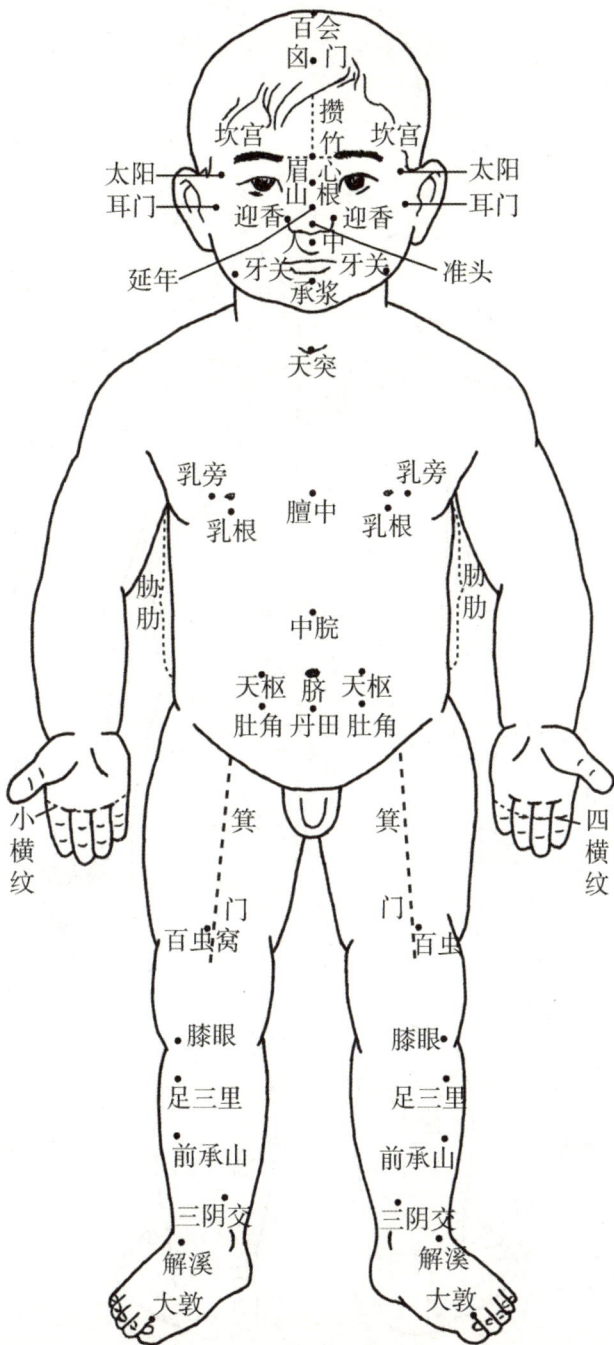

图 3　小儿特定穴正面图

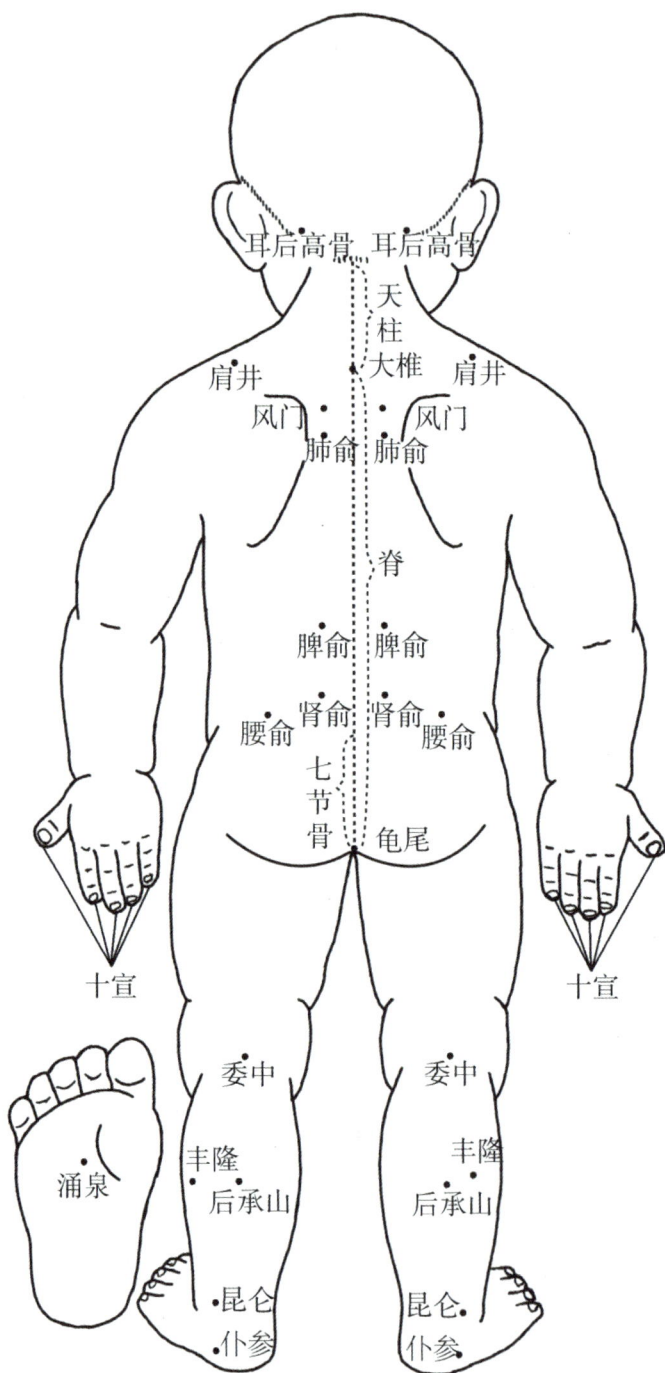

图 4　小儿特定穴背面图

小儿推拿常用的手法

（1）推法：用拇指或食、中二指螺纹面沿同一方向运动，称为"推法"。

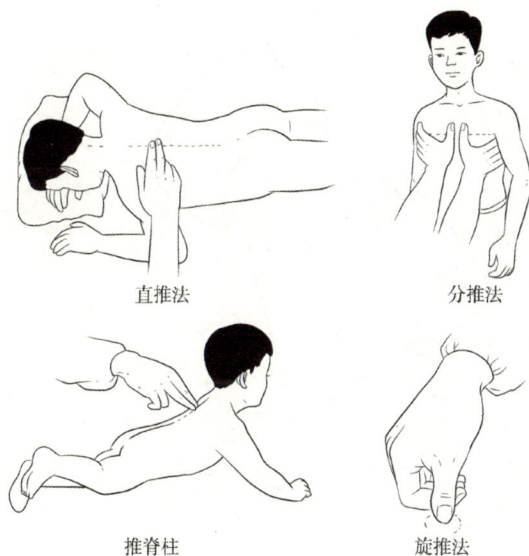

直推法　　　　　　　　　　分推法

推脊柱　　　　　　　　　　旋推法

图5　推法

（2）拿法："拿法"是用拇指和食、中两指相对用力（或用拇指和其余4指相对用力），提拿一定部位或穴位，做一紧、一松的拿捏。

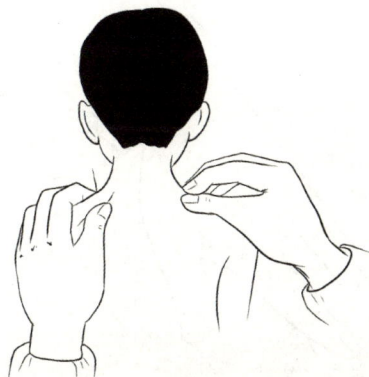

图6　拿法

（3）按法："按法"是用手指或手掌按压小儿的一定部位或穴位，逐渐用力向下按压。

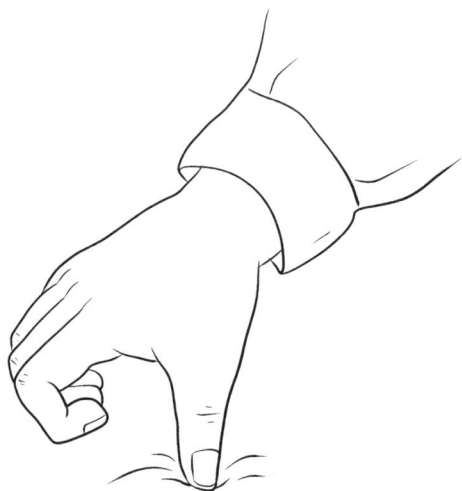

图 7　拇指按法

（4）摩法："摩法"是用食指、中指、无名指和小指指腹或手掌掌面放在一定部位，以腕关节带动前臂，沿顺时针或逆时针方向做环形抚摩。频率是每分钟 120 次。

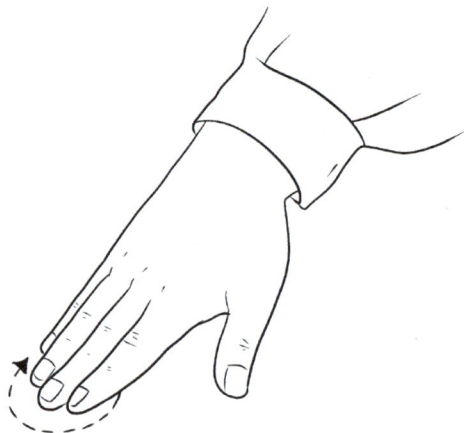

图 8　指摩法

（5）捏法（捏脊）：捏法是用拇指、食指、中指三指轻轻捏拿肌肤，作用于背部正中，又叫"捏脊"。从"长强穴"到"大椎穴"成一直线，操作时应由下向上捏拿。捏脊有两种方法：一种是拇指在前，食指在后；另一种是拇指在后，食、中两指在前。在捏脊时，每捏 3 ～ 5 遍后，在第 4 或第 6 遍时，每捏 3 次，将肌肤捏住向上提拉 1 次，称"捏三提一"，也可以"捏五提一"。

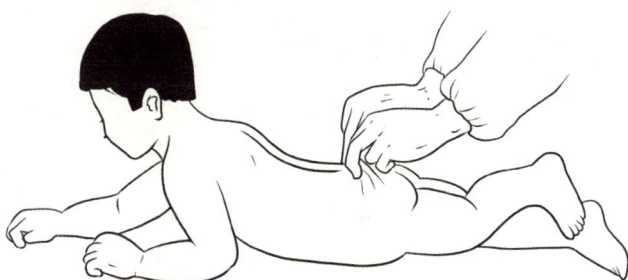

图 9　捏脊法

（6）揉法："揉法"是用手指的螺纹面、大鱼际或手掌，作用于一定的部位或穴位，做环形揉动。

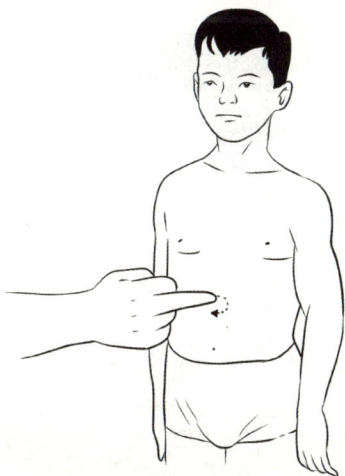

图 10　指揉法

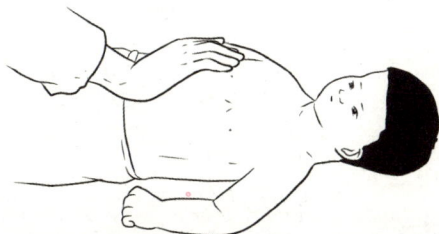

图 11　掌揉法

（7）掐法："掐法"是用指甲着力重按穴位。

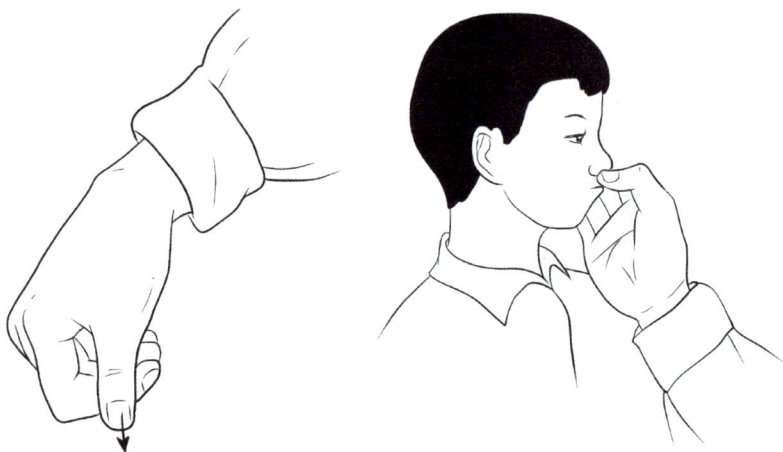

图 12　掐法

（8）擦法："擦法"是用手掌、鱼际或食、中指二指螺纹面着力于一定的部位，做往返的直线擦动。

（9）搓法："搓法"是用双手的掌面夹住或贴于一定部位，相对用力做快速搓转或搓摩，并同时做上下往返的移动。

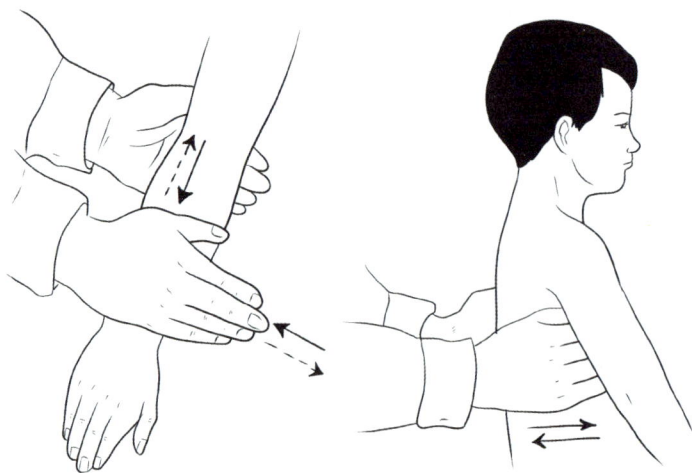

图 13　擦法（左）与搓法（右）

（10）摇法："摇法"是用一手持住肢体或关节的近端，另一手持住关节的远端，做一定幅度的摇动，如摇颈。

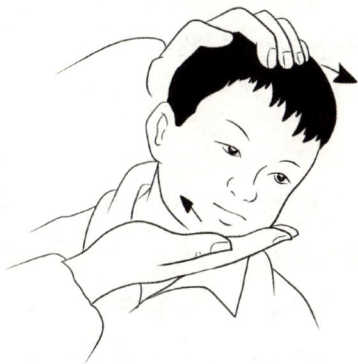

图 14　摇法

13 如何在家运用推拿疗法治疗小儿哮喘

哮喘发作期

推肺经 3 分钟，推四横纹 3 分钟，揉板门 2 分钟，揉天突 1 分钟，揉膻中 1 分钟，擦胸胁 1 分钟，揉肺俞 2 分钟，擦脊背 1 分钟，逆运内八卦 3 分钟。

根据寒热虚实的不同选取配穴：

（1）寒喘：配揉一窝风 2 分钟，揉外劳宫 2 分钟，推上三关 2 分钟；面青、肢冷、汗多、端坐呼吸的，加揉二马 2 分钟、推补肾 2 分钟、推补脾 2 分钟。

（2）热喘：配清肺 5 分钟，清大肠 3 分钟，推下六腑 3 分钟，分推膻中 2 分钟，推脊 1 分钟，清补脾 2 分钟，清天河水 2 分钟，揉小横纹 2 分钟。

（3）脾肾两虚：配清补脾 5 分钟，补肾 3 分钟，揉二马 2 分钟，推上三关 2 分钟，揉神阙 1 分钟，揉足三里 1 分钟。此外，还可采用摩肋上、摩上腹、摩髂内、分背法、宽胸法、揉大椎法。

哮喘缓解期

补脾经、肾经 100 ～ 200 次，按揉关元、三阴交 50 ～ 100 次，按揉背部脾俞、肾俞各 100 次。

哮喘发作时简易的推拿手法

（1）手部的咳喘穴，顺时针揉 50 ～ 100 次。手部咳喘穴位于手掌内面，食指与中指、中指与无名指中间。

（2）背部的肺俞穴与咳喘穴，双手按压 15 ～ 20 次。肺俞穴位于第 3 胸椎棘突旁开 1.5 寸；咳喘穴的定位，可以让孩子取俯卧位或正坐低头，穴位于后正中线上，第 7 颈椎棘突下大椎穴，旁开 0.5 寸处。

（3）按压膻中穴、天突穴，顺时针 50 次。膻中穴在两乳头连线中点；天突穴，位于颈部，两锁骨中间，胸骨上窝中央，即仰起脖子，喉结下方的凹陷处。

（4）还可以用大拇指的指腹，沿肋骨的方向，一根一根地从内向外进行梳理。

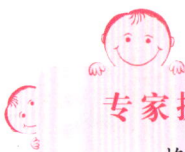

专家提醒

掐、拿、捏等具有较强刺激的手法，一般应放在最后操作，以免刺激过强，使小儿哭闹，影响后续的操作治疗。

14 如何用推拿疗法缓解小儿咳嗽

有些孩子哮喘发作时，咳嗽较重，甚至影响睡眠。家长可以在家里给孩子进行推拿，以缓解症状。具体操作方法如下：

① 用拇指推脾经、肺经各 100 次。

② 用拇指螺纹面在孩子掌心内八卦处，做旋转运摩，左右手各 1 分钟。

③ 用中指在天突和膻中穴上，做顺时针方向旋转揉动各 2 分钟。

④ 用手指点揉肺穴、咳喘点、胸腔呼吸器区，每穴点揉 2 分钟。

⑤ 用拇指推大鱼际区 100 次。

上述方法，每次反复操作 2 遍，每日 2 次，即可。

15 常灸足三里，哮喘不再来

古今大量的实践都证实，足三里是一个能防治多种疾病、强身健体的重要腧穴。民间即有谚语"艾灸足三里，胜吃老母鸡"之说，强调常灸足三里的保健作用。中医认为足三里是"足阳明胃经"的主要腧穴之一，具有调理脾胃、补中益气、通经活络、疏风化湿、扶正祛邪之功能。哮喘患儿如能常灸足三里，有助于健脾益气，强壮体质，预防哮喘复发。

足三里位于小腿外侧之前上部，胫腓两骨间。从下往上触摸小腿的外侧，膝盖外下方，可摸到凸起（胫骨外侧髁）。由此再往外，斜下方一点之处，还有另一凸起（腓骨小头）。这两块凸骨以线连结，以此线为底边向下作一正三角形。而此正三角形的顶点，就是足三里穴。

如何找准"足三里"呢？有一个简便的方法：让患儿正坐在椅子上，

屈膝，足掌放平，自然平铺地面，用患儿手虎口围住膝盖，食指放于膝下胫骨前缘，四指并拢，当中指尖处即是穴位。

足三里施灸时，取清艾条1根，将其点燃后，靠近足三里熏烤，艾条距穴位约3cm，如局部有温热舒适感觉，就固定不动。每次灸10～15分钟，以局部稍有红晕为度，隔日施灸1次，每月灸10次即可。

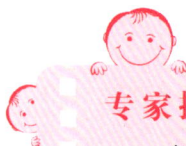

专家提醒

灸足三里时，一定注意不要烧伤患儿的皮肤。如无条件艾灸，也可以指压足三里，每天按压足三里穴1次，每次每穴按压5～10分钟，每分钟按压15～20次，持续2～3个月，也会有强壮、保健的作用。

16 如何用刮痧疗法治疗小儿哮喘

刮痧疗法有宣通气血、发汗解表、舒筋活络、调理脾胃等功能。刮治后可使脏腑秽浊之气通达于外，促使周身气血流畅，逐邪外出。刮痧时先暴露孩子的刮治部位，用干净毛巾蘸肥皂，将刮治部位擦洗干净。施术者用右手拿取刮痧板或梳子、搪瓷杯盖子等边缘比较圆滑的物品，蘸植物油或清水后，在确定的体表部位，轻轻向下顺刮或从内向外反复刮动，逐渐加重。刮时要沿同一方向，力量要均匀，使用腕力，一般刮10～20次，以出现紫红色斑点或斑块为度。一般要求先刮颈项部，再刮脊椎两侧，然后再刮胸部及四肢部。四肢部从大腿开始，向下刮，每次只能刮一个方向，不能像搓澡一样来回地刮。刮痧一般持续20分钟左右，或以孩子能耐受为度。

🦋 发作期

取穴：大椎、定喘、肺俞、天突、膻中、中府及前胸、尺泽、曲池及上肢内侧、列缺。

刮拭顺序：先刮颈部大椎，背部定喘、肺俞；然后刮天突、中府、膻中及前胸；再刮上肢内侧，重刮尺泽、曲池；最后重刮列缺。

🦋 缓解期

取穴：定喘、风门、肺俞、脾俞、肾俞、志室及腰部、太渊及前臂内侧、足三里。

刮拭顺序：先刮背部定喘、风门、肺俞、脾俞、肾俞、志室及腰部；再刮前臂内侧，重刮太渊；最后刮下肢足三里。

初刮时试 3～5 下即见皮肤青紫，而患儿并不觉痛者，为本疗法适应证。如见皮肤发红、患者呼痛，则非本方法适应证，应停止刮痧。一般每处刮 2～4 条，每条长 2～3 寸即可。刮痧以每周 1 次为宜。

专家提醒

1. 小儿刮痧要征得患儿的同意。如患儿对刮痧有恐惧，则忌用本疗法。

2. 小儿刮痧的部位不宜太多，范围不宜太大，手法不宜过重。

3. 凡刮痧部位的皮肤有疖肿、溃烂、损伤、瘢痕等均不能用本疗法。

4. 饱食后或饥饿时不宜进行刮痧。

17 如何用拔罐疗法治疗小儿哮喘

拔罐疗法为民间喜用的治疗方法，具有祛风散寒、温经止痛、行气活血、舒筋活络、清热泻火以及排脓拔毒等功效。拔罐疗法依据其方式不同有火罐法、水罐法、走罐法、抽气罐法和挤压罐法等。火罐法是最传统的方法，而在家里操作则以抽气法较为安全。

火罐法操作时，先给患儿安置好合适的体位，然后用镊子夹住酒精棉球点燃，深入罐内 2 ～ 3 秒后迅速拿出，立刻将罐子紧扣在选定的部位上，此时罐内已形成负压，即可吸住皮肤，留置 5 ～ 10 分钟后取去。注意不要把罐口边缘烧热，以防烫伤。

抽气法操作时，用抽气筒套在塑料杯罐活塞上，将空气抽出，即能吸附。取罐时不要强行扯罐，不要硬拉或转动。动作要领：一手将罐向一面倾斜，另一手按压皮肤，使空气经缝隙进入罐内，罐自然就会与皮肤脱开。

哮喘多选大椎、肺俞、膏肓、定喘、膻中、足三里穴。每次可选 1 穴到数穴，每日或隔日拔 1 次，每次更换部位，10 ～ 20 日为 1 个疗程。

拔罐时要选择适当体位和肌肉丰满的部位。骨骼凹凸不平、毛发较多的部位均不适用。拔罐时要根据所拔部位的面积大小而选择大小适宜的罐。操作时必须迅速，才能使罐拔紧，吸附有力。用火罐时，应注意勿灼伤或烫伤皮肤。若烫伤或留罐时间太长而使皮肤起水疱时，小的无须处理，仅敷以消毒纱布，防止擦破即可；水疱较大时，用消毒针将水放出，涂以龙胆紫药水，或用消毒纱布包敷，以防感染。皮肤有过敏、溃疡、水肿及大血管分布部位，不宜拔罐。高热抽搐者，不宜拔罐。一般拔火罐后不要立刻洗澡。

专家提醒

1. 拔罐适于年龄较大的小儿。年龄较小及不配合的患儿不宜拔罐治疗。

2. 饥饿、过饱都不宜拔火罐。

3. 拔罐每日或隔日 1 次，同一部位，不能每天拔火罐。

4. 拔罐的瘀痕未消退前，不可再拔罐。

18 如何用药物囊袋防治小儿哮喘

嘟嘟患哮喘已经两年了，嘟嘟妈妈上周到医院开药，看到一个小孩胸前佩戴一个用绸缎做成的小囊袋，感到很好奇，就随口问了一下，说是用来防治哮喘的。嘟嘟妈妈想了解一下那个小囊袋到底是用什么做的，带在身上真的能防治哮喘吗？

将药物装入袋子，带在身上治疗哮喘，已有几百年的历史。将药物装入用绸缎做成的小囊袋，称药物香囊。将药物研成细末，用薄棉纱布做肚兜，称药物肚兜。此外，还可将药物装入枕头制成药物枕头，或将药物装入衣料内，制成背心，均可用于防治哮喘。下面简单介绍几种药物囊袋防治小儿哮喘的方法。

防哮香囊

用绢做成小囊袋，将有芳香性、挥发性的药物研末，装入囊袋内，缝严粘严。适用于哮喘儿童佩带，挂在胸前，或放在口袋内，每日佩带 6 小时以上。有预防感冒、防治过敏性鼻炎和哮喘的作用。香囊要精心缝制，既小巧玲珑、美观大方，又能散发药香、防治疾病。常用的药物香囊有以下 5 种。

（1）感冒香囊：山柰 7g，雄黄 3g，高良姜 7g，桂枝 9g，佩兰 7g，樟脑 3g，冰片 2g。上药先研山柰、雄黄、高良姜、桂枝、佩兰为细末，再加入樟脑、冰片共研，混匀，装入囊袋中，每袋 3g。

（2）菖葱香袋：鲜菖蒲 20g，鲜葱白 20g。上药共捣碎，棉布包之，悬挂于胸前。

（3）良佩桂冰香袋：高良姜 15g，佩兰 5g，桂枝 5g，冰片 2g。上药共研细末，装入布袋，每袋 5g，挂在胸前。

（4）雄菖鬼臼朱砂袋：雄黄 60g，菖蒲 80g，鬼臼 80g，朱砂 20g。上药共研细末，装入小布袋，每袋 5g。

（5）雄柰樟冰袋：雄黄 6g，山柰 50g，樟脑 6g，冰片 6g。上药共研细末，装入小布囊袋，每袋 5g。

🐛 防哮背心

黄芪 3g，五味子 1g，苍术 2g，甘松 1g，细辛 0.5g，山柰 2g，丁香 1g，白芷 1g，冰片 0.5g。共为细末，装入布袋，缝在马甲或背心里，1 个月 1 换。

🐛 防哮肚兜

川椒 10g，补骨脂 15g，肉桂 10g，附子 15g，丁香 10g。上药共为细末，用薄棉纱布做成肚兜，把药末铺洒在各层棉纱布中间，外面再用少许棉花和细纱布包封，缝合固定。需用线密密缝严，以防药末堆积一处或漏出肚兜。使用时，患儿将肚兜日夜兜护在脐部，连续使用 1 个月左右，再更换肚兜内的药物。

专家提醒

由于药物囊袋使用的药物多为芳香类药物，如患儿使用后出现过敏，甚至病情加重，需立即停止使用。

19 如何用足浴治疗小儿哮喘

近年来，方兴未艾的足浴疗法也可以辅助治疗小儿哮喘。足浴保健疗法通过水的温热作用、机械作用、化学作用及借助药物蒸气和药液熏洗的治疗作用，促进人体脚部血液循环，达到改善脚部经络、促进人体健康的目的。

根据哮喘的不同类型，可选择以下几种方法：

三子养亲水治哮喘

处方：苏子 10g，白芥子 5g，炒莱菔子 10g，半夏 5g，茯苓 10g，甘草 15g。

制用法：将上药加清水 1500mL，煎数沸后，取药液倒入盆中，先熏蒸，待药温适宜时浸泡双脚。每日 2 次，每次 15 ～ 30 分钟，10 天为 1 个疗程。

功效：燥湿化痰，降逆平喘。

桂枝生姜水治哮喘

处方：桂枝、生姜各 30g，苏子、黄麻各 20g，细辛 15g。

制用法：将上药入锅加水适量，煎煮 20 分钟，去渣取汁，与 2000mL 开水同入盆中，先熏蒸，后蒸洗双足。每天熏泡 1 次，每次 15 ～ 30 分钟，10 天为 1 个疗程。

功效：温肺散寒，止咳定喘。

主治：适于寒痰所致的哮喘。

紫金菊莲水治哮喘

处方：紫菀、金银花、桔梗、连翘、鱼腥草各 20g，浙贝母、前胡、杏仁、半夏各 10g。

制用法：将上药用清水浸泡 10 分钟，煎数沸，取药液倒入脚盆中，趁热熏蒸，待药温适宜时浸泡双脚。每天 2 次，每次 15～30 分钟。

功效：降逆化痰，止咳平喘。

主治：适于感冒所致的哮喘。

🦋 萝卜橘皮水治哮喘

处方：白萝卜 150g，全紫苏、鲜橘皮各 100g。

制用法：将萝卜洗净，切片，与另两味同放入锅中，加清水适量，浸泡 10 分钟后，水煎取汁，倒入盆中，待温时足浴。每日 2 次，每次 15～30 分钟，5 天为 1 个疗程。

功效：下气平喘。

主治：适用于肺气壅遏所致的哮喘。

🦋 桑白皮银花藤水治哮喘

处方：桑白皮 100g，银花藤 80g，麻黄 20g。

制用法：将上药导入锅中，加水适量，煮煎 20 分钟，去渣取汁，与 1500mL 开水同入脚盆中，先熏蒸，待温度适宜时泡洗双足。每日熏泡 2 次，每次 15～30 分钟，7 天为 1 个疗程。

功效：清热宣肺，平喘化痰。

主治：适于热痰所致的哮喘。

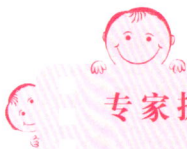

专家提醒

1. 小儿泡脚时间不宜过长，以 15～30 分钟为宜，以免影响足底韧带发育。

2. 饭后半小时不宜泡脚。

3. 中药泡脚不要用铜盆等金属盆，最好用木盆或搪瓷盆。

20 如何给孩子煎服中药

5 岁的萌萌经常咳喘，妈妈想给她找中医好好调理一下。今天早上，萌萌妈妈带她去看了中医，医生给萌萌开了 7 剂中药。可回到家，面对一包包的中药，还有什么先煎、后下的，萌萌妈妈犯了难，不知道应该如何煎药，怎么吃。那么，究竟应该如何给孩子煎服中药呢？

我们知道，汤剂是中医临床上应用最早、最广泛的剂型。因其适应中医辨证施治、随症加减的原则，又具有制备简便、吸收迅速等特点，故而倍受医生和患者的青睐。但如果煎服不得法，则难以奏效。下面简单介绍一些煎服中药的知识。

🎀 中药的煎法

中药无须水洗，直接放入煎药锅中。煎药容器以砂锅、搪瓷器皿、不锈钢为宜，严禁用铁器。 中药入煎前，应先用冷水浸泡 20 分钟左右。煎药用水量一般以浸过药面 1～3cm 为宜。 大剂量和松泡易吸水的药物，可适当增加用水量。先用旺火煎煮，待药煮开后改用文火。解表药、清热药、芳香类药物不宜久煎，沸后煎 15～20 分钟；滋补药沸后，改用文火慢煎 30 分钟。将药液滤出，再加冷水煎煮第二遍，仍先用急火煮开，再改用文火煮，时间同第一煎。将两次煮好的药液合在一起，如药量较大，可适当再用急火煎煮浓缩，使水分减少。每日药量一般 1 岁以内 30mL，1～3 岁 60mL，4～7 岁 90mL，8～10 岁 120mL，11 岁以上150mL。

另外，还有一些有特殊煎煮要求的药物。先煎药，一般是一些矿物、贝壳、角甲类药物，因其质地坚硬，有效成分不易煎出，一般要先煎，之后再与其他药物混合后煎煮，常见的有生石膏、生龙骨、珍珠母、生赭石等。有毒性的药物常先煎，因久煎可达到减毒或去毒的目的。先煎药应在煮其他药物之前先煮沸 15～20 分钟，再加入其他药同煎。后下药，一般是气味芳香，含挥发油或不宜长时间煎煮的药物，常见的有霍香、钩藤、大黄等。一般药即将煎至预定量时，将后下药投入，同煎 5 分钟即可。包煎药，一般是种子和部分花粉药物，用纱布袋装好放入群药内共煎煮，常见的有车前子、旋覆花等。如车前子易粘锅糊化、焦化，所以需包煎；旋覆花包煎可避免绒毛脱落，混入汤液中刺激咽喉。溶化服，是用热药液将药物溶化后服用，常见的药物有玄明粉、芒硝。烊化服，主要是一些胶类药物，用热药液烊化后服用。如果混煎会使药液黏性大，影响其他成分的浸出，胶类药物也有一定的损失，所以采用烊化服用的方法，常见的有生阿胶、鹿角胶、龟板胶。另煎兑入，是指一些贵重药材要单独煎煮后，再将药液兑入，一起服用。常见的有人参、西洋参、鹿茸等。冲服药，是指一些贵重的药物细粉不能与群药一起煎煮，多采用冲服的方法服用，即将药粉溶于药液中服，有利于发挥药物的疗效，如羚羊角粉、琥珀粉等。

❦ 中药的服法

给患儿喂服中药是家长普遍感到头痛的事情。其实，只要按照小儿不同时期的生理特点，掌握恰当的喂服方法，给小儿喂中药并不难。

1 岁以下的小儿，胃容量较小，可将一日的药量分 5～6 次喂服。这时的小儿其味觉反射尚未完全形成，可将中药汤液装在奶瓶里，让患儿吸吮。一般应先喂药再喂奶，对于体质差的小儿，也可用鱼肝油滴管慢慢滴入。新生儿的吸吮能力差，吞咽动作慢，喂服时要耐心、细致，并注意观察面色和呼吸，防止药物呛入气管。

1～3 岁的小儿，味觉非常敏感，对苦味特别反感，往往食入即吐。在不影响药物疗效的情况下，可在药物内加入白糖、冰糖等调味品，以减轻苦味。其喂服方法，一般采用被动给药法，即将病儿抱成半卧位，头部抬高，颈部垫上毛巾，固定手足，取塑料软管吸满中药，将管口放在病儿口腔黏膜与臼齿间慢慢挤滴，因体位的作用，药液会慢慢进入口内而咽下。如果小儿含在口中不肯吞下，可用拇指和食指捏小儿两颊，以促使其吞咽。喂服药液时，应注意小儿吞咽速度，若出现呛咳，要立即停服，并抱起轻拍背部，以使药液咳出气管。

3岁以上的小儿，思维已较成熟，大多数都具有自己服药的能力。因此，对这类小儿主要在于循循诱导、耐心解释，不要轻易打骂患儿，以免使患儿产生对抗情绪。要积极鼓励患儿吃药，并在服药后奖赏一些平时喜爱吃的食品，使小儿养成良好的服药习惯。若经耐心劝说无效，也可采用被动给药法。

应当指出的是，被动给药时不能捏鼻子硬灌或将药液与乳汁混在一起服用。因为捏鼻子灌药易使药物呛入气管，引起肺部感染，甚至窒息死亡；药物与乳汁混在一起，很易产生凝结现象，降低药物的疗效。此外，让妈妈替孩子吃药的"过奶"方法也不科学，因为从奶汁中分泌的药物成分非常少，达不到治疗的效果。

💊 药物的温度

中药的温度要适中，过热容易烫伤婴幼儿的咽喉、食道、胃黏膜等；过凉则会造成胃部不适、肠道功能紊乱，还会影响药效。

💊 喂药时间

喂药应在两餐之间，这样才能使药物充分吸收和发挥作用。餐前服药容易刺激胃黏膜，而餐后服药容易造成呕吐。一般情况下，服药后尽量休息一段时间，以利于药物吸收，也可避免因活动量大而引发呕吐，从而影响疗效。

💊 药物的储存

煎好的药液由于没有添加任何防腐剂，所以时间久了会变质。原则上是当天煎当天服，但是每天都煎药时间不允许。我们可以一次煎好3～4剂药，把药液保存在冰箱冷藏室内，以防变质，服用的时候盛出1碗，隔水加热后服用。

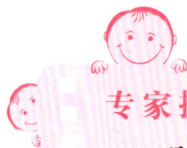

专家提醒

　　服汤药时，一般可以和中成药同服。如需同时服用西药，最好错开一段时间服用。

NO.6

药食同源，应该给孩子这样吃

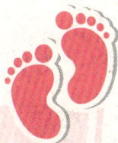

1 小儿热性哮喘有哪些食疗方

6岁的豆豆这几天哮喘又犯了，咳嗽，喘憋，发热，满脸通红，大便干得像羊粪蛋。中医说，豆豆患了热性哮喘。豆豆的妈妈想在常规治疗之外，再给他进行食疗，好让孩子早点好起来。下面就介绍一些热性哮喘的食疗方，家长可根据食材获取的方便与否，选择使用。

南杏桑白煲猪肺

南杏仁20g，桑白皮15g，猪肺约250g。将猪肺切块，用手反复挤压、冲洗，去净气管中的泡沫；南杏仁用开水泡，去皮；桑白皮洗净，共放瓦煲内，加水上火煲熟，用油、盐调味，分次饮服。

芦根竹茹粥

鲜芦根150g（干者减半），竹茹15g，生姜3片，大米100g。将芦根洗净切段，与竹茹同煎取汁，以药汁与大米同煮为稀粥，粥将成加入生姜稍煮，以油、盐少许调味，分2次食用，连服3～5次。

百合白果汤

百合、白果（剥壳用仁）各10g。将二味洗净，用水煎煮，温服，每日2次。

柚子皮百合汤

百合50g，鲜柚皮150g。将前二味洗净，水煎2～3小时至烂熟，加白糖50g。每剂分3次服完，每日1剂，3次为1个疗程。忌食萝卜、鱼、虾。

蛤蟆鸡蛋

鸡蛋1个（以白鸡下的蛋为佳），活蛤蟆（癞蛤蟆）1只。将鸡蛋填入蛤蟆口中，并强其吞下，然后用牛皮纸和线将其包捆好，用阴阳瓦两块盖好，外面抹上半指厚的泥巴，入炉烧烤，待泥巴干，蛋熟后揭瓦，剖蛤蟆腹取蛋，剥去蛋壳食之，随后再饮少量黄酒。一般 1～2 次，即可见效。

🦋 贝梨清肺定喘膏

川贝、生石膏、橘红各 30g，雪梨 6 个，前胡 13g，杏仁 20g，甘草 10g，冬瓜条 100g，冰糖 150g，白矾适量。先将石膏、杏仁、前胡、甘草用清水两碗半煎取药汁一碗，备用，再将冬瓜条切成小粒，川贝母打碎，橘红研成细粉，雪梨去皮捣烂，加入少量白矾水。将各味及药汁一起倒入大碗内搅匀，隔水蒸 1 小时，使之成黏稠膏状即可。每次服 1 汤匙，分多次食用。

2 小儿寒性哮喘有哪些食疗方

9 岁的紫莹得哮喘有好几年了，昨天她出门穿得少了点，回来就有些咳嗽，咯清稀的痰，鼻流清涕，面色淡白，想喝点热的东西。紫莹的妈妈久病成医，觉得紫莹是寒性哮喘，给紫莹做了个药膳，让她服了，没想到还真把紫莹的咳嗽给治好了。那么，有哪些治疗寒性哮喘的有效药膳呢？下面介绍几则。

🦋 干姜茯苓粥

干姜 5g，茯苓 15g，甘草 3g，大米 100g。干姜、茯苓、甘草先煎，去渣取汁，再与大米煮成稀粥，用油、盐适量调味，分 2 次服。

🦋 杏苏莱菔粥

杏仁、苏子、莱菔子，去渣取汁，用药汁煮粥，粥将成时加苏叶，再煮数分钟，去苏叶，加油、盐调味，即可食用。

🦋 五味子南瓜

南瓜 1 个（约 1500g），五味子 3g，冰糖 60g。南瓜洗净，去籽，填入五味子及冰糖，隔水蒸熟至冰糖溶化，去五味子渣，每日服 2 碗。

🦋 双杏煲牛胎盘

牛胎盘 1 个，甜、苦杏仁各 15g，白酒、姜汁适量。牛胎盘洗净，浸泡几小时后，再用开水烧一滚，取出切块，入油锅稍炒，加清水、白酒、姜汁适量，同时加入甜、苦杏仁，用沙锅煲至烂熟，分次食用。

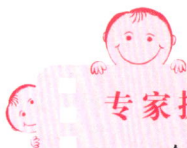

专家提醒

食疗方只能辅助治疗，如果服用后没有明显好转，还需去医院就诊，以免耽误孩子的病情。

3 肺虚型哮喘有哪些食疗方

肺虚型哮喘的孩子往往面白少华、气短自汗、咳嗽无力、易于感冒、舌质淡、苔薄白、脉细软。如果孩子有这些表现，在哮喘缓解期可选如下的食疗方食用。

🦋 珠玉二宝粥

生怀山药、生薏仁各 60g，柿霜饼 30g。先将怀山药、生薏仁打烂，煮至烂熟；柿霜饼切成小块加入，再煮成糊状，随意服用。

🦋 黄芪炖乳鸽

黄芪、怀山药、云苓各 30g，乳鸽 1 只，盐、味精少许。先将乳鸽去毛及内脏，洗净各药，共放炖盅内，加水适量，隔水炖 2 小时，加盐、味精调味。每隔 3～5 日服食 1 次，可常用。

🦋 黄芪膏

生黄芪 60g，怀山药、蜂蜜各 30g，鲜茅根 15g，甘草 6g。先将怀山药、甘草打成细末，再将黄芪、鲜茅根略煎，去渣取汁 1 碗，加入怀山药、甘草末，文火煎，用筷子搅拌成膏，煮沸即可，加入蜂蜜，稍沸即成，分几次服用。

🦋 白及炖燕窝

白及 10g，燕窝 9g，蜂蜜少许。先将燕窝放碗内，用温开水浸泡，去杂毛，与白及放炖盅内，加清水适量，隔水炖约 2 小时，加入蜂蜜调味，即可服用，可常用。

4 脾虚型哮喘有哪些食疗方

脾虚型哮喘患儿可见神疲懒言、形瘦纳差、大便溏薄、舌质淡、苔薄白、脉细软。在哮喘缓解期，可酌情选用如下食疗方。

🦋 柚子肉炖鸡

柚子 1 个，母鸡 1 个（约 500g）。先将鸡去毛、头足、内脏，洗净；柚子去皮取肉，放入鸡腹中，置炖盅内，加清水少许，隔清水炖 2 小时，饮汁吃鸡。每周 1 次，连服 3 次。

🦋 参芪粥

党参、黄芪、怀山药各 30g，半夏 10g，大米 100g，白糖少许。先将黄芪切片，与半夏煎汤 2 次，共取药汁约 2 碗，混合后分 2 份，于早、晚各用 1 份，与大米、怀山药加水适量同煮成粥，加入白糖混匀，煮沸即成。早晚空腹服食，连服 3～5 日，也可常服。

🦋 怀山药半夏粥

怀山药 60g，半夏 15g。先煎半夏，取汁去渣，以汁煮怀山药成粥，加入少许白糖，即可食用。

🦋 红枣红糖南瓜

红枣（去核）20 枚，鲜南瓜约 500g，红糖少许。南瓜去皮切块，与红枣加水煮烂，入红糖调味后即可服食。

🦋 麻雀粥

麻雀 2 只，大米 100g，油、盐少许。先将麻雀去毛、内脏，洗净，与大米同煮成粥，以油、盐调味后即可服食。每日 1 次，可连服 3～5 次。

5 肾阳虚型哮喘有哪些食疗方

肾虚型哮喘患儿可见面色苍白、形寒肢冷、动则喘促咳嗽、气短心悸、脚软无力、腹胀纳差、大便溏泄、小便频多、舌质淡、苔薄白、脉细弱。本证多见于素体阳虚或哮喘日久者，以阳虚为主，故寒象明显。在哮喘缓解期，可选用如下食疗方。

🦋 熟附子焖狗肉

熟附子 20g，狗肉 1000g，生姜 150g，花生油、盐、米酒、陈皮各少量。狗肉洗净切块，姜切片。先用锅炒狗肉至水干，加入姜、附子、陈皮、花生油、盐及米酒，再加清水适量，焖 2～3 小时，至狗肉烂熟即成，分多次服食。

🦋 芡实粥

芡实 50g，大米 100g，油、盐适量。芡实、大米同煲粥，至芡实烂熟，加油、盐调味，分次服食，宜长期服用。

6 肾阴虚型哮喘有哪些食疗方

肾阴虚哮喘患儿往往面色潮红、夜间盗汗、消瘦、气短、手足心热、时作干咳、喘促乏力、夜尿频多、舌质红、苔花剥、脉细数。本证多见于素体阴虚或用药过于温燥者。可选用如下食疗方在哮喘缓解期给患儿食用。

🦋 二子煮猪肺

诃子 6g，五味子 20 粒，猪肺 1 具。猪肺反复搓洗，去气管内泡沫后切块，与两药一起加水炖煮至烂熟，调味后吃肺喝汤。每日 1 次，连服 7 ～ 10 日。

🦋 白及燕窝汤

白及、燕窝各 12g，冰糖适量。燕窝洗净，与白及一起放砂锅内，以文火炖熟后，去渣取汁，加冰糖调味。早、晚分 2 次服，连服 10 ～ 15 日。

🦋 杏桃菠菜籽汤

甜杏仁 15g，核桃仁 6g，菠菜籽 5g。各味洗净，加水煎汤服。每日 1 次，连服 15 ～ 20 日。

7 如何用冬虫夏草食疗方调治哮喘

冬虫夏草是一种特殊的虫和真菌共生的生物体，入药部位为菌核和子座的复合体。中医认为冬虫夏草味甘，性平；功能补肺益肾，化痰止咳；可用于久咳虚喘、产后虚弱、阳痿阴冷等"虚"的病证。研究表明，冬虫夏草具有扩张支气管、平喘、祛痰、免疫调节等作用，可增强机体的抵抗力。虫草食疗方适用于肺气虚或肺肾两虚者，在发作前 2 个月左右食用。下面介绍几则冬虫夏草食疗方。

🦋 虫草炖鸭

水鸭肉 250g，冬虫夏草 10g，红枣 4 枚。将冬虫夏草、红枣洗净；水鸭活杀，去毛、肠脏，取鸭肉洗净，斩块。把全部用料一起放入砂锅内，加开水适量，文火隔开水煮 3 小时，调味即可。随量饮汤食肉。具有补肾益精、养肺止咳的作用，适用于支气管哮喘属于肺肾两虚者，症见咳喘日久、体弱形瘦、食欲不振等。

🦋 虫草炖老鹰

冬虫夏草 5g，川贝母 3g，老鹰 1 只。老鹰去毛及内脏，洗净；川贝母粉碎，与虫草一起塞入老鹰腹中，用线缝合，加水适量炖熟。分 2 次服用，连用 5～7 只为 1 个疗程。具有补肾壮阳、化痰止咳、平喘功效，适用于支气管哮喘的预防治疗。

🦋 虫草炖胎盘

冬虫夏草 15g，鲜胎盘半具。鲜胎盘洗净，用刀切碎后剁细，与虫草共放碗内，放锅内隔水炖熟，调味后服食。一般服用 1～2 次后即可见效。具有补益肺肾、止咳平喘、壮阳填精功效。此方滋补性较强，适用于支气管哮喘的缓解期治疗，可预防复发。

另外，冬虫夏草配核桃、黄芪等食用，均有预防哮喘复发的作用。

8 如何用人参食疗方调治哮喘

人参是名贵的中药，自古以来一直作为滋补强壮的珍品。中医认为人参性平，味甘，微苦，微温，归脾、肺、心经；能大补元气，复脉固脱，补脾益肺，生津止渴，安神益智。

对哮喘久病体虚患者，可在缓解期辨证小剂量使用人参药膳，一般连用 1～3 个月，常可起到一定的预防效果。使用前应请中医辨证，如果属于气虚或者肺脾气虚，那么用人参就是适宜的。如果是单味用药，常用补气作用相对较弱的生晒参，水煎的用量每日 3～6g；粉剂用量，开始用小剂量，逐渐可增至每日 1～2g。也可合用胎盘粉 1～2g，以增强免疫功能。如果经济条件允许，也可以用高档的人参，如野山参等。还可以根据每个人的不同情况，合用川贝粉或核桃仁、蛤蚧粉等。每年 8 月至 11 月连续服用，可有明显的预防支气管哮喘的作用。下面介绍几则人参药膳。

人参核桃仁糊

白参，核桃仁，绵白糖。先将白参烘干，研成细末；将核桃仁研成粗末，与白参粉混合，兑入绵白糖，拌匀，瓶装备用。每天 2 次，每次用少量开水调成糊状服食。具有补益肺肾、纳气定喘的功效，用于支气管哮喘缓解期，辨证属肺肾两虚之虚寒哮喘。

人参蛤蚧粉

白参，蛤蚧。先将蛤蚧去鳞皮及头足，以黄酒浸渍后，微火焙干，与白参同研细末，瓶装备用。每天 2 次，每次温开水送服，也可装胶囊服用。具有补肺气、纳肾气、止咳平喘之功效，用于支气管哮喘缓解期，辨证属肺肾两虚者，症见气短、语音低微、动则喘甚、苔白滑、脉沉细。

人参汤

人参 10g，陈皮 10g，苏叶 15g，砂糖适量。上 4 味，加水 3000mL，煎煮当茶饮。能补脾益肺、固本定喘，用于支气管哮喘缓解期，证属肺脾两虚者。

9 如何用蛤蚧食疗方调治哮喘

蛤蚧又称大壁虎，味甘、咸，性平；能补肺益肾，纳气平喘，助阳益精；用于肺虚咳嗽、肾虚作喘、虚劳喘咳。本品兼入肺肾二经，长于补肺气、助肾阳、定喘咳，为治多种虚证喘咳之佳品。药店以成对出售，雌雄各 1 只。据经验，蛤蚧尾纳气平喘的力量最强，在制作时，千万不要去除尾巴。在夏末秋初哮喘缓解期服用，对预防哮喘复发，作用显著。下面介绍几则蛤蚧食疗方。

蛤蚧汤

蛤蚧 1 对，胎盘 1 具，鱼腥草 75g，北杏仁 10 粒，瘦猪肉少许。将各味洗净，用慢火煲汤 3 小时以上，加盐调味。分 2 次服食，每周或 10 天内煲 3 次。可补肾纳气、化痰定喘，适用于支气管哮喘的治疗。

🦋 蛤蚧红参丸

蛤蚧 1 个，东北红参适量。先将蛤蚧涂以蜜、酒，放在火上烤脆，研细末；再将红参研为细末。二味混匀，炼蜜为丸，如赤豆大。每服 3g，日服 2 次。该方有补肺益肾、纳气定喘之功，适于虚性哮喘。

🦋 蛤蚧糯米团

蛤蚧粉 25g，糯米 200g。糯米洗净，焙干为末，与蛤蚧粉混合均匀，加水适量，入白糖少许，共揉为面团，上笼蒸熟食之。每日 1 剂。具有补肺益脾、平喘的功用，适用于支气管哮喘的治疗。

🦋 蛤蚧党参饼

成年蛤蚧 1 只，党参 30g，糯米 50g。先将米酒和蜜糖涂在蛤蚧上，炙一段时间；把蛤蚧、党参分别研成粉末，再加适量蜜糖做成 2 个饼备用。将糯米煮成稀粥，拌入 1 个蛤蚧饼，温热服下。早晚各服 1 次，通常连服 1 个月左右可愈。蛤蚧以干爽、全尾、无虫、不张口、无破碎者为好。本方适用于肺脾肾亏虚的哮喘患者，但需要在中医辨证基础上服用。因外感诱发喘嗽、感染发热、虚火上扰、内有瘀热等情况下不宜服用。此外，糯米性黏滞，难于消化，不宜一次食用过多，或以大米代之也可。

10 如何用鸡蛋食疗方调治哮喘

鸡蛋是男女老幼都喜爱的食品，如何用鸡蛋的食疗方调治哮喘？鸡蛋有丰富的营养，以鸡蛋为主料的食疗方较多，可根据每个人的具体情况选方应用。

🦋 萝卜鸡蛋汤

冬至前后，取红皮白心萝卜 1 个，对剖成两半，中间挖空成蛋形，放入新鲜鸡蛋 1 枚，头朝上，然后将两半合拢，用线绳扎紧。注意不要把鸡蛋压碎。将萝卜栽入花盆内，适当浇水，晒太阳，使萝卜成活，长出新叶。待 80 日后，挖出，取蛋。将萝卜洗净切片，用水煮熟，再打入鸡蛋。此时的鸡蛋已散黄，但不臭，煮熟，不加盐，分次食用。能补虚损、理气血、止咳化痰平喘，用于治疗过敏性哮喘。

🦋 蛋黄冰糖冲米酒

蛋黄 10 个，冰糖 100g，米酒 500mL。蛋黄与冰糖末混匀打散，使冰糖溶化，再冲入米酒混合，放置 20 日后备用。每晚服 1 次，每次 30mL，也可根据患者酒量而增减，服至病愈为止。能补肺润燥、补脾和胃、化痰止咳平喘，适用于哮喘的治疗。

🦋 蛋黄油胶囊

鸡蛋煮熟后取出蛋黄，放入锅中研碎，用文火煮熬取油，蛋黄油装入胶囊备用。每日 2 只蛋黄油，分 3 次服。有补虚作用，可用于治疗虚性哮喘。

🦋 香油蜜蛋方

香油 50g，蜂蜜适量，鸡蛋 1 枚。先将鸡蛋打入碗内，用筷子搅拌均匀，打起泡沫。把干净的炒锅置于火上，倒入香油，加热至冒烟时，倒入鸡蛋，待鸡蛋煎成块时，用锅铲划成小块，再煎一会儿，捞起汤油后淋上蜂蜜。可于春季每日早晨吃 1 次，连服 2～3 个月。有润肺止咳作用，适用于小儿受凉咳嗽和小儿哮喘。

11 如何用核桃仁食疗方调治哮喘

核桃仁营养价值较高，有长寿果之称。核桃仁含脂肪 40%～50%，其脂肪酸主要为亚油酸等不饱和脂肪酸，含蛋白质 15%、碳水化合物 10%，还含有钙、磷、铁及维生素 A、B、E 等。测试结果表明，吃 500g

核桃仁所摄取的营养，相当于吃 2500g 鸡蛋或 2000g 牛肉。核桃仁的营养易于吸收，对哮喘患者极为有利。

核桃仁味甘，性温；能补肾助阳，补肺敛肺，镇咳祛痰，润肠通便；可用于肺肾两虚型咳嗽、肠燥便秘、肾虚腰痛、小便不利等病的治疗。下面介绍几则食疗方以供选择。

🦋 红糖拌核桃

核桃 8 个，红糖适量。核桃放火上烤熟去壳，取核桃仁压碎，与红糖拌匀服食。每日 1 剂，于晚上用开水分次冲服。能补肺肾纳气、通便平喘，治疗哮喘发作。

🦋 白蜜拌核桃仁

核桃仁 50g，白蜜 50g。将核桃仁捣烂，加蜜拌匀，用火隔水炖熟。开水冲服，每日 1 剂。具有补肺肾、润肠通便、平喘的作用，适用于支气管哮喘。

🦋 核桃仁大米粥

核桃仁 30g，大米 100g。上 2 味洗净，加水共煮成粥食用。每日 1 剂，分早、晚 2 次温服，可常用。能温阳健脾、纳气归肾，适用于脾肾阳虚型哮喘。

🦋 核桃仁生姜片

核桃仁 1～2 个，生姜 1 片。每晚睡前同嚼吞服。补肺肾纳气、止咳平喘、祛风和胃，对哮喘有辅助治疗作用。

🦋 芡实核桃粥

芡实 30g，核桃仁 20g，红枣 10 枚，粳米 50g。以上各味与粳米同煮成粥，分次服食，也可常食。能补肾纳气定喘，用于哮喘缓解期，属于肾虚不能纳气者，症见气短乏力、动则息促气急、畏寒肢冷、腰酸膝软、耳鸣、舌淡、苔白滑、脉沉细等。

12 如何用萝卜食疗方调治哮喘

萝卜味辛甘，性凉，熟者甘平；能清热生津，化痰止咳定喘，凉血止血，利小便，解毒，熟者健脾和胃、消食下气；用于风寒感冒、咳嗽痰多、衄血咯血、咽喉肿痛、食积不消、热淋、石淋等。其食疗方如下。

🦋 萝卜炖猪肺

鲜萝卜 500 ～ 600g，猪肺 1 具。萝卜洗净切块，猪肺反复洗净，切块，一起炖烂熟，调味食用。能补肺降逆、顺气平喘，适用于虚性哮喘。

🦋 萝卜汁蜜

白萝卜汁 300mL，加蜂蜜 30g，混合拌匀备用。每日 3 次，每次用开水冲服 100mL。能润肺补中、润肠通便、化痰止咳平喘。

🦋 白萝卜汁

白萝卜汁 1 碗，红糖适量，共煎服。能暖胃化痰、止咳平喘。

13 哮喘患儿最适合喝什么饮品

2 年前，成成被诊断为哮喘，在全家人的精心护理下，成成已经好久没有发作哮喘了。今年成成上小学了，昨天放学后他和同学一起喝了饮料，晚上回来，就开始咳嗽、喘息，哮喘又犯了。成成妈埋怨他不该喝饮料，可成成说："不喝饮料，我口渴了，喝什么呢？"

近年来，随着我国经济的发展，市场上涌现出大量形形色色的饮品，让人眼花缭乱，无所适从。那么作为哮喘患儿，究竟应该如何选择饮品，什么饮品对哮喘患儿来说最适合呢？

水是最普通的饮品，主要有自来水、白开水、纯净水、矿泉水和矿物质水。我国的自来水一般不宜直接饮用。自来水烧开后成为白开水，是千百年来国人的日常饮品。白开水可补充因喘息而丢失的水分，同时饮入的水还可以稀释痰液，减轻支气管堵塞，从而有效缓解哮喘。将水中的矿物质、有机成分、微生物等清除掉，即成纯净水。纯净水不能提供人体所需的微量元素，经常并大量饮用纯净水，人体内的电解质就会失去平衡，对儿童的健康成长不利。矿泉水是来自地下深处未曾污染的、无添加剂的水。产地不同，所含的矿物质也不同，但大多含有钾、钙、钠、镁、锂、铁、锌等。哮喘患儿饮用，对于补充矿物质有一定益处。大家要注意的是，市售的矿物质水和矿泉水不同，矿物质水是在水中人工添加了一些矿物质，长期饮用这种水会对患儿的健康带来损害。

综上所述，白开水是哮喘患儿最好的饮品，既有益健康，又方便、经济。

那么，除了白开水，哮喘患儿能喝别的饮料吗？研究发现，儿童哮喘发病率升高除与环境污染有关外，和过量饮用各种合成饮料也密切相关。目前，市场上出售的饮料多含有各种添加剂；为防止饮料变质，还加入防腐剂。这些添加剂、防腐剂常常成为过敏原，引发哮喘。一些过敏性哮喘病儿，用什么办法治疗都无效，但停用含添加剂的食品、饮料后，患儿却痊愈了。因此，哮喘患儿应尽量少喝各种含有化学添加剂的饮料，尤其是那些黄色的饮料。由于其内含有柠檬黄，极易引发哮喘，哮喘患儿需避免饮用。如果需要给孩子补充维生素，家长可以选用新鲜水果榨汁给孩子饮用。豆浆对哮喘患儿很有益处，提倡每日饮用。牛奶对儿童的生长发育大有裨益，除非个别孩子对牛奶过敏，否则均可放心饮用。

盛夏时节，许多年轻的父母喜欢给孩子喝各种冷饮，但对哮喘患儿来说这是大忌。无论什么饮品，都不宜从冰箱内取出直接给哮喘患儿饮用，而应放置到室温再给孩子喝。另外，冰淇淋、雪糕等冷饮由于含有各种添加剂，对哮喘患儿也会产生不利影响，最好避免食用。

专家提醒

不要给孩子喝反复烧开的陈旧白开水，这样会使水中有益的矿物质进一步流失，并且可能会产生一些对人体有害的物质。

14 哮喘患儿吃什么主食最好

剑飞从小就喜欢吃洋快餐，汉堡、薯条是他的最爱。最近一段时间他常常咳嗽，夜里睡不好觉。父母带他去医院检查，医生说剑飞得了哮喘，而这与把汉堡当主食，吃得过多有关。那么，哮喘患儿吃什么主食最好呢？

主食是指传统上餐桌上的主要食物，人体所需能量的主要来源。由于主食是碳水化合物特别是淀粉的主要摄入源，因此，以淀粉为主要成分的稻米、小麦、玉米等谷物，以及土豆、甘薯等块茎类食物被不同地域的人们当作主食。一般来说，主食中大多含有碳水化合物。

中国南方一般主食为大米，而北方则偏向于小麦。粮食的种类不同，其所含的营养素不同，但都能提供人体必需的热量。虽然不少哮喘患儿化验过敏原显示对小麦或玉米等过敏，但实际生活中因为食用小麦引发哮喘的病例极为少见，比较多的是粮食加工成的各种食品引起哮喘发作，如前述的汉堡、薯条，还有八宝粥、糖粥、糖包、面包及各种糕点等。由于在制作过程中添加的糖及各种调味料、添加剂可能会诱发患儿的哮喘，因此给哮喘患儿制作主食时，最好少添加各种调味料，以天然的，少加工的食物为最佳。如能适当吃一些杂粮，粗细粮互补，更有利于哮喘患儿的恢复。

另外，主食吃得过多，造成饮食停滞，形成食积，也是不少哮喘患儿诱发哮喘的原因。为了减少哮喘的发作，晚饭要让患儿主食吃得少，吃得早，避免形成食积。下面介绍两则主食食疗方。

🦋 白果糯米饭

白果仁 20 个，糯米 500g，白糖、湿淀粉各适量。将白果仁放入水锅内略煮后取出。糯米淘洗干净，与白果一起放入盆中，上笼蒸至熟透后取出，扣入盘内。炒锅上火，放入适量清水、白糖烧沸，用湿淀粉勾芡，起锅浇在白果糯米饭上即成。可当主食食用。

🦋 玉米橘皮馒头

玉米粉 50g，面粉 150g，橘皮粉 20g，面肥适量。将面肥加温水搅匀，倒入玉米粉、橘皮粉及面粉中，揉匀静放 1 小时，发好后加苏打水，和成稀软面团，倒在屉布上，拍平大火蒸熟即成。可当主食食用。

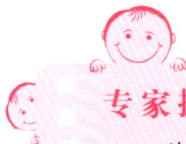

专家提醒

荞麦营养丰富，可以做成面条、烙饼等主食，因而越来越受到人们的喜爱。但不少过敏体质的人吃荞麦可引起过敏，出现皮疹、喘息，甚至危及生命，因此哮喘患儿要慎食荞麦。

15 哮喘患儿能吃肉吗

6 岁的小鹏刚刚被诊断为哮喘，全家人都很紧张，对小鹏呵护有加，衣食住行样样留心。小鹏的奶奶连肉也不让他吃，说什么"鱼生火，肉生痰"，吃肉对哮喘不好。可小鹏平时最爱吃肉，妈妈经不住小鹏的软磨硬泡，常常做肉食给他吃。那么，哮喘患儿到底能不能吃肉呢？

我们说，肉食是日常生活中不可或缺的副食，随着人们生活水平的提高，肉食更是一般家庭每日餐桌的必备。肉食可提供优质蛋白、脂肪、丰富的 B 族维生素以及容易吸收的铁和锌等元素。中医认为，肉乃血肉有情之品，对机体有较好的补益作用。我国人民常吃的肉类有猪肉、牛肉、羊肉、鸡肉、鸭肉等。另外狗肉、驴肉、鹅肉、兔肉等也被不同地区的人们所喜爱。

猪肉又名豚肉，性平味甘咸，含有丰富的蛋白质及脂肪、碳水化合物、钙、磷、铁等成分。中医认为它具有补虚强身、滋阴润燥、丰肌泽肤的作用。凡病后体弱、产后血虚、面黄羸瘦者，皆可用之作营养滋补之品。

牛肉是全世界人都爱吃的食品，中国人消费的肉类食品之一，仅次于猪肉。牛肉蛋白质含量高，而脂肪含量低，享有"肉中骄子"的美称。牛肉味甘，性平；能补脾胃，益气血，强筋骨。古有"牛肉补气，功同黄芪"之说，凡体弱乏力、中气下陷、面色萎黄、筋骨酸软、气虚自汗者，都可炖食牛肉。

羊肉味甘，性温，入脾、肾经；具有补体虚，祛寒冷，温补气血；益肾气，补形衰，开胃健力；补益产妇，通乳治带，助元阳，益精血等功效。既能御风寒，又可补身体，最适宜于冬季食用，故被称为"冬令补品"。

鸡肉、鸭肉等禽类现在多系人工饲养，激素含量往往超标，不建议孩子多吃。

肉类不仅是健康人的营养食品，对于哮喘患儿而言，由于能量消耗大，适当补充一些肉类，可以帮助机体恢复。由于儿童正处于生长发育阶段，严格限制肉食的摄入，会影响孩子的生长发育。事实上，由于吃猪肉等肉类引起哮喘的例子并不多见，比较常见的是吃肉过多，造成肉食停滞，损伤脾胃，引起哮喘发作。当然，如果孩子过于肥胖，或确系食肉后引发哮喘，则需适当限制肉食的摄入。

16 哮喘患儿能吃鱼吗

　　今天是一帆 8 岁的生日，父母带他去餐馆吃饭，庆祝生日。一帆吃了不少海鲜，没想到回家后不久，就开始打喷嚏、流鼻涕、咳嗽频频，呼吸也困难起来。父母赶紧带他去医院急诊，医生说一帆的哮喘又犯了，跟吃鱼肉有关。那么，哮喘患儿是不是不能吃鱼呢？

　　中医认为，过食鱼、蟹、虾等荤腥、油腻食物可致脾失健运，饮食积滞，痰浊内生，上干于肺，壅阻肺气，致成哮证。清代的文献中就提到了海腥哮；现代也常有吃海鲜引起哮喘的病例报道，说明吃鱼、虾、蟹确实可引起哮喘发作。然而，大多数鱼类营养丰富，口感鲜美，有些鱼类对哮喘还有治疗作用，加之儿童正处于生长发育时期，一概摈弃，则无必要。下面就日常生活中常食的鱼类作一简述。

🎀 鲤鱼

　　含有丰富的蛋白质、脂肪、人体必需的氨基酸、矿物质、维生素 A、维生素 D、维生素 E 以及烟酸、钾、镁、锌、硒等。鲤鱼味甘、性平，入脾、肾、肺经，有补脾健胃、利水消肿、通乳、清热解毒、止嗽下气等功效。哮喘患儿少食多次，坚持日久，可起到治疗的作用。国外报道，凡每星期食用 1 次新鲜鲤鱼的孩子，哮喘病的发生率明显减少。用鲤鱼防治哮喘，在烹调方法上要注意，以新鲜的鲤鱼清炖为佳，避免食用油炸、腌制的咸鱼，以免破坏营养物质，产生亚硝酸盐等物质，反而对哮喘不利。

🎀 鲫鱼

　　鲫鱼肉质细嫩，肉味甜美，营养价值很高，富含蛋白质、脂肪、钙、磷、铁等矿物质。鲫鱼药用价值极高，味甘，性平、温，入胃、肾经，具有和中补虚、除湿利水、健脾温胃之功效，对脾胃虚弱、水肿、溃疡、气管炎、哮喘、糖尿病有很好的滋补作用。年长儿可食肉；年幼儿可饮汤。

🦐 黄花鱼

黄花鱼富含蛋白质、脂肪、维生素 B_1、B_2 和烟酸、钙、磷、铁、碘等成分。其水解蛋白质含较多的氨基酸。其味甘，性平，能健脾益气、开胃消食。哮喘患儿食之，可起到强身健体的作用。年长儿可食肉；年幼儿可饮汤。

🦐 带鱼

带鱼又叫刀鱼，富含蛋白质、脂肪、钙、磷、铁、维生素 A、B 等，味甘，性温，可补益五脏、益气养血，用于久病体虚、气血不足、肺虚咳喘等。带鱼肉厚刺少，烹调后婴幼儿亦可食用。

近年来，人们时尚"尝海鲜"的风气增加了罹患过敏性疾病的概率。已经发现鲐鱼、鳟鱼、金枪鱼和鲑鱼等肉色偏红的鱼类以及虾、蟹等甲壳类海产品均含有较高的过敏原成分，而且这些过敏原通常耐热，烹饪后也常常诱发过敏反应，所以食用这些海产品时需格外留意。

专家提醒

父母要留意观察，如果孩子吃鱼后并无皮疹、咳喘等过敏反应发生，那么以后就可以放心食用。如果吃鱼后病情加重，或出现咳喘，还要仔细查找是鱼肉本身的问题，还是烹饪时加入的调料所致。只要做个有心的父母，哮喘患儿可以像其他儿童一样，尽情享受的美味鱼肉。

17 哮喘患儿适合吃什么蔬菜

自从 4 岁的林林患上哮喘后，他的妈妈就辞去工作，专心在家照顾林林。每天去菜市场给孩子买菜时，林林妈妈都在想哪些菜应该给林林多吃，哪些菜不适合哮喘的孩子吃。下面我们就简单加以介绍。

对哮喘患儿来说，一般的蔬菜都可以吃，没有什么禁忌。外国学者研究发现，当维生素摄入量减少时，支气管反应性可增加 5 倍，并认为饮食中抗氧化剂摄入减少是哮喘发病率增加的原因之一。由于新鲜的蔬菜中含抗氧化剂（胡萝卜素及维生素 A、C、E 等）较多，因此过敏性哮喘儿童应经常摄食新鲜蔬菜。

我们常吃的蔬菜中有助于哮喘恢复的大致有以下几种：

🦋 白菜

是我国人日常生活中的主要蔬菜之一。中医认为，白菜性味甘，性凉，入胃经，有清热利水、养胃解毒、化痰等功效。在哮喘病的各个阶段均可食用白菜。

🦋 白萝卜

中医称莱菔。萝卜营养丰富，有"小人参"之称，其味甘、辛，性平，具有消食化痰、下气宽中等功效。白萝卜含有大量的糖类和多种维生素、脂肪及钙、鳞、铁等矿物质，这些都是人体不可缺少的营养成分。因此，哮喘患儿坚持吃萝卜，有利于疾病的康复。

🦋 土豆

土豆又称马铃薯、山药蛋、洋芋。它既是营养丰富的蔬菜，又是热量较高的"粮食"。土豆含有大量淀粉以及蛋白质、B 族维生素、维生素 C 等，有和中养胃、健脾利湿的功效。土豆对哮喘无不良影响，现代研究认为土豆还有一定的抗过敏作用。土豆可以通过蒸、煮、烤、炒等方法烹调。婴儿可以吃土豆泥。但哮喘患儿最好不要吃炸土豆、各种薯条等。

山药

山药营养丰富，含有蛋白质、精氨酸、维生素、糖类、矿物质、黏液质、淀粉等多种物质。因其营养丰富，自古以来就被视为物美价廉的补虚佳品。既可作主粮，又可作蔬菜，还可以制成糖葫芦之类的小吃。山药味甘，性平，归脾、肺、肾经，有补脾养胃、生津益肺、补肾涩精之功效，可用于脾虚食少、久泻不止、肺虚喘咳、肾虚遗精、带下、尿频、虚热消渴等。哮喘患儿经常食用可健脾益气、增强体质。

百合

百合味甘，性寒，含有蛋白质、脂肪、还原糖、秋水仙碱，并富含淀粉、维生素及少量钙、磷、铁等物质，有润肺宁心、清热止咳、益气调中的功能。干品作粉蒸食有滋补营养之功；鲜品有镇静止咳的作用，适用于体虚肺弱、慢性支气管炎、支气管哮喘、肺气肿、肺结核等。哮喘患儿发作期、缓解期食用均有益处。

国外研究表明，很多蔬菜具有一定的抗过敏作用，特别是卷心菜、红卷心菜、土豆和荠菜等。近年来，法国研究发现，蘑菇具有抗哮喘功能，并从中提取了至少有 50 种潜在有价值的功能性成分。

18 给哮喘患儿做饭能加什么调味品

放假了，10 岁的晓恒回老家和爷爷奶奶同住。一次吃面条时，奶奶给他加了不少醋。晓恒吃完没多久，就感觉憋气、难受，嗓子里发出嘶嘶的声音。他知道自己的哮喘犯了，于是赶紧取出随身携带的沙丁胺醇气雾剂喷了几下，过了一会儿，喘息渐渐减轻，感觉舒服多了。晓恒的奶奶可吓坏了，不就是普普通通的醋吗，怎么晓恒就反应这么大呢？

我们中国人平常做饭时，喜欢加各种各样的调味品，没有放调味品，就感觉不够美味。但对于哮喘患者来说，有些调味品则可能引发哮喘。那么，给哮喘患儿做饭能加什么调味品，又有哪些调味品会引起哮喘呢？

中国人做饭常用的调味品有食盐、酱油、醋、酒、味精、糖、八角、茴香、花椒、芥末、咖喱、辣椒、葱、姜、蒜等。有了这些调味品，烹调出的菜肴会更香，孩子喜欢吃，从而能保证营养成分的摄入，满足孩子生长发育的需要。然而，有许多调味品可能引发哮喘，哮喘患儿需注意避免，下面作一简要叙述。

咸味

咸味调味品有盐、酱油、酱类制品。咸味是百味之王，没有咸味，任何菜肴都会淡而无味。同时，盐也是维持人体正常生理功能所必需的。然而，有些哮喘患儿在进食含盐过多的食物后会引起哮喘发作，经常有报道吃了咸菜、腐乳等咸味食品引发哮喘的病例，所以给哮喘患儿做饭应以清淡为好，适当少放盐。

甜味

甜味是深受小朋友喜爱的一种味道。甜味调味品有食糖（包括白糖、红糖）、蜂蜜、饴糖、冰糖等。糖可提供人体所需的热量，是日常生活中必不可少的调味品。中医古代文献中有"糖哮"的记载；现代更有许多吃甜食引发哮喘的例子。不少哮喘患儿都有吃了几块糖，就开始咳嗽、喘息的病史。因此，家长应避免给哮喘患儿吃太甜的食物。

酸味

调味品中的食醋是主要的酸味剂。醋可除腥解腻，促进食物中钙的溶解，并有一定的杀菌作用。中医古代文献中有"醋哮"的记载；临床中也见到过不少因摄入食醋过多引起哮喘的病例。因此，家长应留意自己的孩子是否对酸味过敏，适当限制酸味食物的摄入。

🦋 辣味

能产生辣味的调味品主要有辣椒和大蒜。有报道吃辣椒或闻到辣椒味而引发哮喘的病例，所以最好不要给孩子吃辣椒。葱、姜、蒜有一定杀菌、提高免疫的作用，但由于气味辛辣，可以做熟再给孩子吃。

🦋 鲜味

味精、鸡精、虾、蚝油、虾油、鱼露等都有鲜味。味精可增加食物的鲜味，促进儿童的食欲，然而味精有诱发哮喘的可能。20世纪80年代，曾有报道某幼儿园3名哮喘患儿因味精过量而诱发咳嗽、喘息。所以给哮喘患儿做饭，味精等鲜味剂应尽量少用，或者不用。

🦋 香味

香味调味品有茴香、八角、桂皮、花椒、料酒、香糟、芝麻油等。这些调味品由于气味浓烈，常常会导致哮喘患儿的气道反应性增加，甚至诱发哮喘。所以给哮喘孩子做饭时也应适当限制。

目前，市面上还有许多复合调味品，这些调味品成分复杂，给哮喘患儿选用时应慎重。

总之，给哮喘患儿烹饪时应以清淡为佳，尽量少放调味品，同时留意自己的孩子对哪种调味品过敏，从而加以避免。

19 为什么说含有食品添加剂的食物尽量不给哮喘患儿食用

5岁的强强是一名哮喘患儿，平时病情控制得还不错。强强喜欢吃梨，可是到了夏天，没有新鲜的梨卖，他还是吵着要吃。强强奶奶没办法，只好给他买了一瓶梨罐头。强强高兴地吃了好几大块。然而没有想到的是，吃完梨罐头没一会儿，强强先是不停地咳嗽，接着呼吸急促，喘气越来越粗，脸色渐渐发青。强强奶奶赶紧给强强父母打电话，把强强紧急送往附近的医院。医生诊断强强是哮喘急性发作，与吃梨罐头有密切的关系。强强平时吃梨没什么反应，怎么换成梨罐头就不行了呢？原因就在于罐头里的食品添加剂。

食品添加剂是为改善食品色、香、味等品质，以及为防腐和加工工艺的需要而加入食品中的化合物质或者天然物质。其中防腐剂（如苯甲酸钠、亚硝酸盐和硝酸盐等）可以增加食品的保存时间；抗氧化剂可以避免食物氧化变质；着色剂、甜味剂、增稠剂及各种香料可以明显提高食品的感官质量，满足人们的不同需要。食品添加剂同时还能增加食物的品种和方便性，甚至保持营养。对一般人群而言，只要食品添加剂控制在国家颁布的《食品添加剂使用标准》范围内都是安全的。然而，对于过敏体质、患有哮喘的人群而言，食品添加剂则很有可能引发过敏，甚至危及生命。

美国食品管理局的专家注意到，儿童哮喘的发病率与蜜饯、罐头、干果、果脯等的消耗量成平行关系。青岛市过敏疾病防治中心通过对4年接诊的12280例食品过敏的患者进行分析发现，因食品添加剂引发的有3300多例，其中儿童占51.8%，并且以每年300%的速度递增。出现这种情况，与儿童食品为了追求五颜六色的外观以吸引孩子，添加的东西越来越多有关。目前认为能引发过敏症状的添加剂种类有100多种，其中最常见的有防腐剂、胭脂红、酒石黄等色素、糖精、薄荷、橘子等香料。

目前，我国使用最多的五大食品添加剂有合成色素、高果糖玉米糖浆、阿斯巴甜、亚硝酸钠、苯甲酸钠。合成色素在许多果味水、果味粉、果子露、汽水、配制酒、红绿丝、罐头等食品中大量应用。高果糖玉米糖浆是一种由玉米制成的糖浆，不仅在糖果中使用，在碳酸类饮料中更为常见。阿斯巴甜被作为增甜剂广泛用于风味酸奶、水果罐头、八宝粥、果冻、面包等食品中。亚硝酸钠在肉类加工中被广泛使用，香肠、肉罐头等都含有这种添加剂。苯甲酸钠一般使用在饮料中。上述五大类食品添加剂都有引发哮喘的病例报道，所以哮喘患儿食用含有添加剂的食品要格外小心。家长要观察孩子食后的反应，如有过敏反应发生，则以后不要再给孩子食用。

专家提醒

　　哮喘患儿的家长给孩子购买食品时，一定要注意看食品的标签，尽量选择含添加剂少的食物。平日多吃新鲜天然的、保质期较短的、口味色泽朴素的食物，例如新鲜的蔬菜水果等。这样自然会远离过多的添加剂，从而减少哮喘发作的风险。

20 哮喘患儿吃什么水果好

　　2岁的婷婷是一名哮喘小患者。最近，她的爸爸去南方出差，回来给婷婷带了不少热带水果。没想到婷婷吃了一个芒果后，口周起了不少小红疹，不一会儿整个嘴唇肿胀，频频咳嗽，喘气也费力了。婷婷爸爸急忙送婷婷去医院。医生说婷婷是对芒果过敏，引起了哮喘急性发作和荨麻疹。婷婷爸爸很后悔，怎么鲜美多汁的水果还会引起过敏呢？哮喘患儿吃什么水果好呢？

　　水果也是引起过敏的主要食物，如鲜桃多汁、香甜可口，但桃子中有多种成分可导致过敏反应，包括口唇水肿、痒、全身风团和喉头水肿等。随着生活水平的提高和物质流通的便利，南方水果大量涌入中原市场，导致中原地区的人群对南方水果过敏的数量逐渐增加。热带水果中最容易引起过敏的水果有芒果、菠萝，其他还有草莓、杨桃、猕猴桃等。

　　但有些水果对哮喘具有一定的防治作用，哮喘患儿可以酌情多吃。

下面对其进行简述：

🦋 梨

梨子鲜嫩多汁，酸甜可口，自古就有"百果之宗"的雅称。梨子种类很多，不同种类的梨子口感和营养成分有所不同，一般选入药的是雪梨和鸭梨。

梨子富含糖、蛋白质、脂肪、碳水化合物及多种维生素，对人体健康有重要作用。中医认为生梨性寒味甘，入肺、胃经，有润肺止咳、滋阴清热的功效，还有利尿、润便的作用。《本草纲目》记载："梨者，利也。其性下行流利。"其药用能治风热、润肺、凉心、消痰、降火、解毒。

我国民间常用冰糖蒸梨治疗咳喘。通常的方法是：把鸭梨仔细清洗干净，用水果刀抠出梨核，填进冰糖，放在盘子里入蒸锅中，小火蒸30分钟左右，至鸭梨软烂即可。另外，备受妈妈们推崇的川贝蒸梨也有很好的化痰止咳功效。具体的做法是：梨1个（个大的），挖去核。川贝母3g（研末），冰糖适量，一并纳入梨中，封好，煮熟或蒸熟，分2次服食。川贝母为润肺化痰、止咳要药；梨、冰糖均能清热润肺化痰。本食疗方可用于肺部燥热、咳嗽痰黄稠、咽喉干燥的哮喘患儿。

但需要注意的是，不是所有的哮喘患者都适合生吃梨子。由于梨子性寒，脾胃虚寒的哮喘患儿不宜生吃梨子，需隔水蒸后食用，或是喝梨汤。哮喘伴有腹泻的患儿暂时不要吃梨子；胃部虚寒、腹部冷痛者也不宜生吃。另外，哮喘患儿一次吃梨子不要过多；吃生梨子后不要马上喝水，否则容易腹泻。

🦋 苹果

苹果富含矿物质和维生素，为人们最常食用的一种水果。中医认为其味甘、酸、微咸，性平，无毒，具有生津止渴、益脾止泻、和胃降逆的功效。吃较多苹果的人远比不吃或少吃苹果的人感冒概率要低，所以，有科学家和医师把苹果称为"全方位的健康水果"或称为"全科医生"。

现在空气污染比较严重，多吃苹果可改善呼吸系统和肺功能，保护肺部免受空气中灰尘和烟尘的影响。苹果对哮喘的保健价值仅次于梨。哮喘病的任何证型均可食用苹果。哮喘患儿可以经常食用，年长儿可直接生吃；年幼儿可榨汁饮用。哮喘伴有大便溏者食苹果可止泻；大便干的食用苹果可以使大便变软。

橘子

中医认为橘子味甘酸，性温，入肺、胃经；橘叶、橘核、橘络等也可药用，具有开胃理气、止渴润肺的功效；主治胸膈结气、呕逆少食、胃阴不足、口中干渴、肺热咳嗽及饮酒过度。橘子营养也十分丰富，1 个橘子就几乎可满足人体每天所需的维生素 C。橘子中含有 170 余种植物化合物和 60 余种黄酮类化合物，其中的大多数物质均是天然抗氧化剂。哮喘患儿可以经常食用橘子，年长儿可直接吃；年幼儿可榨汁饮用；体质偏热者不宜大量食用。

香蕉

香蕉味香，富于营养，富含碳水化合物以及多种微量元素和维生素。中医学认为香蕉味甘，性寒，可清热解毒、润肠通便、润肺止咳。民间有用香蕉炖冰糖医治哮喘和久咳的验方。然而香蕉性寒，体质偏于虚寒或婴幼儿大便稀溏的应慎用；大便偏干的可以多食。

专家提醒

不少人对水果过敏，其实是对生产、储存、保鲜过程中残留在水果中的生长激素、催熟剂、保鲜剂等过敏。所以吃水果时，可以削去外皮再给孩子吃，以减少诱发过敏的概率。

21 为什么说豆制品是哮喘患儿最好的食品

5岁的晶晶刚刚被确诊为哮喘。晶晶的妈妈很担忧，每天上网浏览各种与哮喘有关的知识。不少网友都说哮喘患儿会对黄豆过敏，可晶晶还挺爱吃豆腐的，以后到底还敢不敢给晶晶吃豆腐了呢？

虽然过敏原检测显示有不少哮喘患者对豆类过敏，但我们中国人吃豆类，多是吃豆类加工而成的豆制品，而非直接进食豆子。豆类经过加工转化，其过敏性大大降低，临床上几乎没有见到因为吃豆制品而引发哮喘的病例。

人们最常食用的豆制品包括豆浆、豆腐、豆腐干、豆腐脑、豆芽等。豆腐、豆浆素有"植物肉""绿色牛乳"之称，营养价值甚高。豆制品不仅蛋白质含量高，而且所含的必需氨基酸也较全，这些不仅哮喘患者需要，而且男女老少也都需要。中医认为豆制品味甘，性凉，能补虚润燥、清肺化痰、利尿通便，主治虚劳咳嗽、痰火哮喘。大量的病例表明，豆制品对哮喘有一定的防治作用。有学者认为，哮喘患者体内缺乏一种叫作谷氨酸的营养素，遇气候变化会诱发支气管痉挛而致哮喘发作。黄豆中富含谷氨酸，哮喘患者如果坚持食用豆制品，可以不断补充这种营养素，从而有利于预防哮喘发作。

如果条件允许，孩子也喜欢吃豆制品，建议家长坚持每天早晨给患儿空腹饮用豆浆，每餐吃豆腐、豆腐干等豆制品。现在市面上的豆浆机使用很方便，家长自己动手制作豆浆给孩子饮用，比买市售的成品豆浆更放心。坚持服用豆制品半年以上，会起到较好的防治哮喘的作用。

豆制品对哮喘的防治作用越来越受到医学专家的重视。台湾长庚医院一项针对3000多名学童样本调查的研究表明，多吃豌豆、黄豆、扁豆的小朋友，气喘发作的概率比少吃豆类的小朋友少3成。所以建议家长放弃吃豆类会让孩子过敏加剧的观点，宜多吃豆类预防过敏。英国《每日邮报》也报道，有研究发现每天吃大豆可以减轻哮喘的症状。

专家提醒

给孩子吃豆制品，最好选择不加或少加各种调味品、添加剂的制品；饮豆浆也最好别加糖、盐等调味品。因为这些调味品、添加剂可能会增加过敏的概率。

22 山药——亦食亦药，最适合哮喘患儿常吃

山药又称为怀山药、淮山药，以河南焦作地区的铁棍山药比较有名、品质最好。山药自古就被称为"滋补之上品"，既是常用的中药，又可以作为食物食用。中医认为山药味甘，性平，不燥不腻，入肺、脾、肾经。《本草纲目》概括其五大功用为"益肾气，健脾胃，止泄痢，化痰涎，润皮"。清代医家陈修园曾解释山药的功能，谓其气平入肺，味甘入脾，而脾统血，主四肢，脾血足则不饥，四肢轻捷；肺主气，肺气充则轻身，气为之倍增；又因其质地稠黏，能补肾填精，精足则强阴，延年益寿。说明山药具有很好的健脾、益气、补肾之功效。

由于哮喘的本质是肺、脾、肾三脏不足，而山药恰好入肺、脾、肾经，因此特别适合哮喘患儿食用。如能在哮喘缓解期长期服用，可使肺气得复、脾气得健、肾精充足，最终哮喘之虚损得以恢复，发作也会逐渐减少。

山药的食用方法很多，可煎汤，炒菜，煮食，制作糕点；可甜，可咸；可单独食用，也可和其他药物、食物同用。

下面介绍两则适合哮喘缓解期患儿食用的山药疗方。

🦋 山药糕

山药 500g，豆沙馅 150g，面粉 90g，京糕（年糕、金糕）150g，白糖 150g。将山药洗净，上笼蒸烂，晾冷，去外皮，捣成泥状，加入面粉，搓成面团，再分成 2 块，分别做成厚约 1.5cm 的山药块。将豆沙馅铺在其中一块山药块的上面，将京糕切成 0.4～0.5cm 厚的片，铺在豆沙馅上面，再将另一块山药块盖在京糕片上铺平，撒上白糖，切成 4 条，每条各切成 5 块，放入蒸笼蒸熟。作正餐或点心食用。

🦋 山药黑芝麻粥

大米淘洗干净；山药清洗干净，戴上手套，刮掉外皮，切成滚刀小块。将大米、山药和黑芝麻一起装入高压锅，加入足量的水，再加入两大块冰糖，盖好盖子，大火烧至上气后，转小火煮 10 分钟。

新鲜山药切开时黏液中的植物碱成分易造成奇痒，如不慎沾到手上，可以先用清水加少许醋洗；用火烤或用稍热的水淋洗，也可以止痒。新鲜山药容易跟空气中的氧气产生氧化作用，与铁或金属接触也会形成褐化现象，所以切开山药最好用竹刀或塑料刀片，先在皮上画线后，再用手剥开成段。

食用山药一般无明显禁忌证，但因其有燥湿的作用，所以大便燥结者慎用。

NO.7

预防、养护与康复

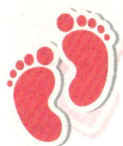

1 哮喘会如何影响孩子的生长发育

8岁的瀚瀚得哮喘好几年了，个子在同龄人中不算高。他的妈妈总担心哮喘会影响瀚瀚的身高，以及将来青春期的发育。那么，哮喘到底会不会影响孩子的生长发育呢？

哮喘是否影响孩子的生长发育是哮喘患儿家长很关心的一个问题，也是医务工作者长久以来关注的课题。1940年，国外学者Cohen的研究发现，轻度哮喘的患儿身高增长及体重增加不受疾病影响。随着疾病的加重，患儿的身高、体重增长都会受疾病影响，并且会导致患儿青春发育期延迟。在之后的研究中，Cohen等发现哮喘等过敏疾病如果没有得到控制，会导致儿童生长发育受抑制；而疾病得到控制后，患儿的饮食摄入与生长发育都会取得满意的效果。

吸入糖皮质激素是目前支气管哮喘的主要治疗方法。家长和医务工作者都很关注使用激素与儿童生长发育的关系。绝大多数临床研究都表明，哮喘疾病本身对儿童生长发育存在影响，且生长迟缓可以发生在激素治疗之前。使用吸入激素不会影响患儿的生长发育；不使用激素，哮喘未能有效控制，反而会影响患儿的生长发育。

支气管哮喘作为一种慢性疾病，本身可能会影响儿童的性发育。有资料显示，支气管哮喘会使女童的初潮年龄提前，而提前的程度则取决于哮喘的严重程度和临床的干预程度。同时，哮喘患儿月经周期不规则的发生率较高。然而哮喘患儿出现经前期综合征的比例却比正常儿童低，且支气管哮喘的女孩中痛经的发生率较低。资料表明，哮喘男孩性发育有所延缓，常出现阴毛发育延迟现象。一些学者研究表明，哮喘患儿的雌二醇、睾酮等性激素水平较高。

总之，支气管哮喘对生长发育的影响与发病年龄、病程经过及病情程度密切相关；发病年龄越小，病程越长，病情越重，对生长发育的影响越明显。生长发育是一个复杂的生理过程，除与遗传、内分泌、营养、社会心理等因素有关外，慢性疾病是影响生长发育的一个重要因素。哮喘对大多数患儿来说，不会影响其生长发育，但如果患儿哮喘频发，又未得到有效的治疗，则其生长发育必受影响，表现为体格发育缓慢，其身高、体重多较正常同龄儿童低。如能给予正确有效的治疗，可以不影响生长发育，得以像正常儿童一样健康成长。

2 哮喘为什么会影响儿童的生长发育

哮喘疾病本身对儿童的生长发育存在影响，目前认为可能有以下几种原因：

营养不良

支气管哮喘患儿常常伴有营养不良，可能的原因是哮喘患儿常伴有机体其他系统的功能紊乱，从而影响食欲。食欲不振或其他影响食物吸收的因素均可导致营养不良。营养不良是影响哮喘患儿生长发育迟缓的原因之一。有学者认为，支气管哮喘可能影响儿童正常的营养摄入，导致生长迟缓和青春期延迟。另一方面，哮喘患儿为维持哮喘反复发作时呼吸代谢所需要的能量而进行能量转移，使其体内的营养物质大量消耗，导致生长发育迟缓。

哮喘夜间频繁发作影响睡眠质量和生长激素分泌

一方面患儿常因夜间哮喘发作出现咳嗽、喘憋、胸闷等症状，有烦躁不安、缺氧的窒息感而产生睡眠障碍；另一方面，哮喘患儿的免疫状态存在 Th1 降低、Th2 升高。Th1 分泌的 IL-12 促进慢波睡眠，而 Th2 分泌的 IL-10 抑制慢波睡眠。其中低水平的 IL-10 和高水平的 IL-12/IL-10 与良好的睡眠质量相关。因此，哮喘可能会影响患儿睡眠，特别是影响慢波睡眠。由于生长激素在慢波睡眠时分泌明显增加，睡眠障碍会影响生长激素分泌。哮喘患儿由于睡眠障碍影响生长激素分泌，从而导致生长迟缓。

正常运动受限

运动可加快全身血液循环，改善肌肉和骨骼系统的营养。适量的运动可增加对骨端骺板的刺激，加速骨细胞增殖，从而促进骨骼生长。由于运动容易引起支气管痉挛，故使哮喘患儿对运动产生恐惧，导致其参加运动减少，最终可能导致生长迟缓。此外，运动还能刺激脑垂体分泌生长激素。运动后血中生长激素水平升高，从而促进生长。而许多哮喘患儿可能由于正常活动受限，引起生长激素分泌减少，而导致生长发育迟缓。

长期的心理压力

哮喘是一种慢性疾病，其反复发作导致患儿容易产生紧张、焦虑、惊恐等心理，这些因素是导致生长迟缓的另一原因。

内分泌功能障碍

研究发现，哮喘儿童存在甲状腺功能异常，特别是重度哮喘儿童，T_3、T_4 明显降低，轻、中度哮喘儿童 T_3、T_4 均无改变。这是由于重度哮喘患儿酶代谢障碍，损害甲状腺的功能，甲状腺激素分泌减少会影响生长激素的分泌，进而造成生长迟缓。

此外，哮喘可能合并急、慢性或反复呼吸道感染、严重的胸廓畸形、持续的气道受阻以及肺功能减弱等，这也被认为是导致生长迟缓的原因。

综上所述，支气管哮喘可能对哮喘患儿的生长发育造成不同程度的影响。因此，对患儿及其家长进行哮喘知识宣教的同时还要强调疾病本身的影响，并依据全球哮喘防治创议和我国儿童哮喘防治指南进行规范化的哮喘预防、控制与治疗，以减少疾病反复发作对儿童健康的影响。提倡适宜运动，调整患儿的饮食习惯，使哮喘患儿症状得到良好控制，使其生长发育不受哮喘疾病的影响。

3 为什么说预防哮喘要从胎儿开始

　　林小姐结婚好几年了，今年准备要个孩子。由于她的父亲是因为哮喘去世的，所以林小姐很担心，生怕自己也会生一个患哮喘的孩子，想知道有什么措施可以预防孩子患哮喘。林小姐的想法有道理吗？

　　可以说林小姐的想法很正确。目前认为胎儿期和儿童早期环境对哮喘的发生发展起关键性作用。越来越多的研究表明，哮喘的预防需要从胎儿、婴儿开始。孩子还没有出生就要做好预防工作，防止其发展为过敏体质。具体措施包括：

🦋 怀孕的母亲应避免或尽量减少接触过敏原

　　研究表明，母亲怀孕期后 3 个月及哺乳期，限制牛奶、鸡蛋、鱼类、牛肉和花生的摄入，婴儿湿疹的发生率会明显降低。故建议怀孕母亲，尤其是有变应性家族史者应尽量避免接触过敏原，以有效预防过敏体质和哮喘的发生。

🦋 怀孕的母亲应戒烟并避免被动吸烟

　　已有充分的证据表明，胎儿期暴露于香烟烟雾环境可增加儿童喘息和哮喘的危险性。研究表明，胎儿期怀孕母亲吸烟可使产后婴儿患哮喘的危险性增加约 2 倍。胎儿在母体内被动吸烟也影响其正常的生长发育。

🦋 避免滥用抗生素

　　研究认为，母孕期及 1 岁内使用抗生素可使孩子发生哮喘等过敏性疾病的危险性明显增加。因此，孕妇应避免滥用抗生素。

🦋 尽量避免剖宫产

　　分娩方式也会影响到儿童体质。调查发现，在相同遗传背景下，与剖腹产的新生儿相比，自然娩出的新生儿日后患哮喘的概率要低。

❦ 注意孕期健康

有资料提示，怀孕期间感染或怀孕前服用过避孕药均可增加胎儿患哮喘的危险性。故孕期应积极预防感染，避免孕前服用避孕药。

只有防患于未然，未雨绸缪，才能减少哮喘患儿的出生，将哮喘控制在萌芽阶段。

4 为什么说防治哮喘要先去"食火"

依依是个胖姑娘，平时食欲很好，每天在幼儿园吃过饭，晚上回家还要加一餐。可每当依依吃得特别多，过一段时间就会手脚心发热、睡眠不安、大便干。更可怕的是，这种情况时间一长，依依的哮喘就会犯。依依的父母很苦恼，想知道这是怎么回事儿。

依依的情况在哮喘患儿中很普遍，就是民间所谓的有"食火"。中医学认为，小儿"脾常不足"，当喂养不当时，极易损伤脾胃，出现食积不化，积而生热，热极化火，产生"食火"，表现为性情急躁、烦躁易怒、眼屎多、脸蛋、口唇发红、手足心热、喜食冷饮、口中酸臭、睡觉时盖不住被子、喜欢俯卧而睡、大便干、小便黄、舌质红、舌苔厚腻。孩子有"食火"时，免疫功能会发生紊乱，特别容易招致风寒邪气。即各种病毒、细菌的侵袭，导致感冒的发生，而哮喘的患儿则会诱发哮喘。

那么小儿"食火"的常见原因是什么呢？最常见的是喂养不当。有些家长为了给孩子补充营养，长期给孩子过量食用鱼、肉、蛋、奶等高热量的饮食。还有些孩子，在幼儿园吃过晚饭回家后，大人吃饭时还要吃一顿，临睡前再加一瓶牛奶。中医认为小儿"脾常不足"，脾胃功能不健全。这样过量摄取食物，超过了机体的消化、吸收能力，会造成"食积"，食积日久会化热、化火。还有的孩子偏食、挑食，只吃肉，不爱吃蔬菜、水果，导致大便干结，食物残渣未能及时通过大便排出，日久便在胃肠道产生毒素，形成有害物质，也会造成"食积"上火。

因此，要想让孩子少犯哮喘，首先要先去"食火"，树立正确的喂养观念，"若要小儿安，须带三分饥与寒"。

专家提醒

家长应留心观察孩子的脸颊、口唇是否发红，手心是否发热，尤其是大便是否干结。如果出现这样的情况，就要格外小心，加强防护，必要时可以吃一些消食化积、泻火通便的中药。

5 如何保持哮喘患儿的心理健康

8岁的泉泉是一名哮喘患儿，由于经常有咳嗽、喘息发作，平时经常去医院就诊。他的妈妈特别焦虑，只要泉泉一有点咳嗽，她立即问孩子："今天接触特别的东西了吗？咳嗽厉害吗？"并趴在孩子的背上不停地听，看泉泉是否有喘息。妈妈的这种紧张情绪也影响了泉泉，他一有不舒服立即让妈妈给他用药。泉泉不愿意参加集体活动，生怕在外面会哮喘发作，变得孤僻、不合群。泉泉妈妈和泉泉的这种心理状态健康吗？该如何保持哮喘患儿的心理健康呢？

哮喘的致病和诱发因素比较复杂，包括变态反应、感染，以及生物、化学、内分泌改变等；心理因素也是其中之一。虽然单独的心理因素不会引起哮喘发病，但它对部分患者哮喘的发生、发展、治疗和预防等方面会产生比较重要的影响。而另一方面，哮喘本身也可导致患儿产生心理障碍。有时两者互为因果，甚至导致恶性循环。所以，家长不可忽视心理因素与哮喘的关系。

研究表明，35% ～ 40% 的哮喘患者经暗示可诱发支气管收缩，也可经暗示而缓解；非哮喘者则无此反应。平时有不健康的心理表现和心理障碍者，哮喘发作死亡率高。有些哮喘患者入院后虽未经治疗，但症状明显减轻，这可能与紧张情绪的缓解、安全感的增强有关。还发现，40%的哮喘患儿哭泣时喘息加重。在看惊险影视镜头；平时受父母溺爱，突然受到责骂时；或解答很复杂的数学题时，都会引起哮喘发作。一般认为，诱发或加剧哮喘的心理障碍以愤怒、恐惧、抑郁和焦虑等不良情绪为多见。哮喘患儿容易出现"心理偏离"，如表现出"病态性格""行为失常"和"智力倒退"等现象。这往往是因为病儿备受爱怜，家长唯恐"刺激"了孩子，引起病情恶化或诱使哮喘发作。家长的千依百顺，使孩子变得感情脆弱、生活懒散，加上缺少或没有同龄的伙伴，性格变得孤僻，很难合群，适应能力较差，常常处于疾病发作→恐惧→发作的恶性循环中。

哮喘儿童较多出现沮丧、易怒、紧张、睡眠障碍和头晕等症状，且较难结交新朋友，较易感觉孤单及生活不愉快，学习成绩较差，较少参加体育运动。患儿的心理年龄倒退，变得更加幼稚、脆弱、胆怯。家长过分地呵护和放纵使他们觉得生病是受了天大的委屈，好像生病是大人的罪过。孩子生一次病，以自我为中心的意识就得到一次强化，不想接受礼貌、谦让、分享的教导。那么，该如何保持哮喘患儿的心理健康呢？

💗 向哮喘患儿宣教哮喘的防治知识

通过哮喘一般知识的教育，使儿童克服悲观情绪，树立哮喘可以治疗、可以控制的信心。教会儿童如何使用气雾剂装置。对于大一些的患儿，要教会他们自我处理哮喘轻症、先兆症状的方法；鼓励他们总结、交流战胜哮喘发作的经验，逐步加强自我控制的能力。家长要帮助孩子了解可能加重和诱发哮喘的因素，并尽量避免。

🦋 重视心理教育

对孩子进行心理教育，避免产生焦虑、自卑等不良情绪；学会在哮喘发作时时控制情绪，控制呼吸，避免过度通气。要积极培养孩子坚韧的性格，激发起孩子和正常儿童一样生活的信心。家长自身也要调整好心态，尤其是母亲的焦虑情绪、悲观态度，对孩子的心理状态有很大的影响，影响疾病的治疗。

🦋 实施心理治疗

首先，消除小儿不良的心理因素十分重要。例如，有母子关系冲突的患儿，当他离开家庭参加夏令营等活动时，哮喘发作反而减轻。此外，也可用催眠、暗示、生物反馈、放松训练等对哮喘儿童进行治疗。

专家提醒

如果哮喘患儿有抑郁、自杀倾向等严重的心理障碍时，家长要高度警惕，必要时应去心理科就诊。

6 什么是脱敏治疗

书鹏患哮喘好几年了，虽然经过不少治疗，可还是不断地有哮喘发作，尤其是一到春季就喘个不停。有医生建议书鹏进行脱敏治疗，书鹏妈妈想知道什么是脱敏治疗，书鹏适合这种治疗吗？

脱敏治疗是一种俗称，医学上称为特异性免疫治疗。当确定患儿对某些变应原（或疫苗）过敏后，将该变应原（或疫苗）进行皮下注射，剂量由小到大，浓度由低到高，逐渐递增，促使过敏性疾病患儿增加对变应原的耐受性，逐渐调整患者的机体免疫机制，使患者再次接触同种过敏原时，可能会减轻或不发生过敏症状，从而达到控制过敏症状的一种治疗方法。此法也常称为脱敏疗法或减敏疗法；过敏原提取物亦称为过敏原疫苗。

部分哮喘患儿正规吸入糖皮质激素治疗，哮喘控制不理想，而过敏原检测明确提示对某些过敏原如花粉、尘螨等过敏，但在目前我国的居住条件下，这些过敏原很难避免，这时可以考虑进行脱敏治疗。脱敏治疗一般主张在哮喘的早期阶段进行，因为此时尚未发生气道不可逆性损伤。脱敏治疗可以改变其自然病程，减轻气道慢性炎症，避免气道不可逆损伤。在病程晚期进行脱敏治疗则疗效较差，且易激发严重副作用。

儿童哮喘进行脱敏治疗的疗效优于成人，因为哮喘患儿病程短，未发生不可逆性的气道损伤，加上儿童的免疫系统发育尚不完善，可塑性较强，因此在儿童早期进行脱敏治疗有可能达到治愈的目的。一般主张年龄大于 5 岁，但随着安全性的提高及使用非注射途径后，小于 5 岁的患儿亦不作禁忌，但应在有经验的医师指导下进行，并密切观察，现场应有抢救措施，能迅速建立静脉通路等。

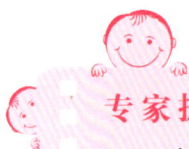

专家提醒

重症哮喘患儿及病情不稳定者，不适合进行脱敏治疗，因为脱敏治疗有可能导致病情加重。

7 怎样进行脱敏治疗

雯雯是一名哮喘患儿，医生建议她进行脱敏治疗。可雯雯妈妈听说脱敏治疗很麻烦，需要好几年，花费不菲，就有些犹豫了。那么，究竟如何进行脱敏治疗？脱敏治疗安全吗？疗程需要多久呢？

首先进行脱敏治疗前要先到医院进行检查，明确是否在哮喘发作期。如不在发作期，则可以进行脱敏治疗。具体方法如下：

1. 脱敏前应详细询问过敏史、治疗经过，并做特异性皮肤试验。根据试验结果及反应强度，找出过敏原的种类，从而选择脱敏用的抗原品种及浓度，再进行脱敏治疗。

2. 将这些过敏原稀释到1:108的极低浓度，从低浓度小剂量开始，逐步增加浓度及剂量。在患者前臂外侧中部皮下注射，每周1～2次。每一浓度级注射10次，由0.1mL增至1.0mL为一疗程。每次递增0.1mL，剂量增至1.0mL后更换下一浓度级。每一浓度级之抗原浓度相差10倍。当脱敏到达一定浓度时，即可改用维持量脱敏。即将抗原浓度及剂量固定在患儿能耐受的最大剂量（注射后局部红肿小于3cm，略有痒感，但无全身反应的剂量），具体剂量及间隔，医生会根据孩子的反应情况定。

3. 脱敏方法分为季节前脱敏和终年脱敏两种。季节前脱敏，是在哮喘好发季节前3～6个月进行。剂量从不引起局部及全身过敏反应的最低剂量开始，以后逐渐增加，直到维持剂量至该致敏花粉开花季节前为止，每年重复1次。季节前脱敏对单一的花粉过敏效果较好，但对多种不同季节开花的花粉过敏或尘螨则不适用。对后者多采用终年脱敏，方法同季节前脱敏，但维持量一般持续2～3年，有的可达5年。如果连续2年基本不发作，可考虑停止治疗。脱敏治疗的临床疗效，一般随着疗程的延长、剂量的增高而增加。因此，患儿及家长应有信心和耐心，与医生密切配合，才能收到满意的效果。

脱敏治疗具有一定的风险，治疗中会出现乏力、关节痛、荨麻疹、诱发哮喘、鼻炎及注射部位肿胀等不良反应，严重者还会出现支气管痉挛和过敏性休克等不良反应，甚至发生死亡。目前除了注射脱敏治疗外，还可选用舌下含服脱敏治疗，应用更方便、过程更安全，更适合儿童脱敏。

至于脱敏治疗的费用要视过敏原的情况及脱敏治疗的疗程而定。一般而言，注射脱敏需 3 万～5 万元，舌下含服约 1.5 万元以上。当然不同的地区可能费用会有很大的差异，家长可以咨询当地的医生。

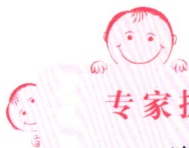

专家提醒

　　脱敏治疗若因故中断 2 个月以上，则要从前次注射的浓度低、剂量小的注射级重新开始治疗。

8 哮喘患儿能用丙种球蛋白吗

5 岁的心雨患有哮喘，每次发作时都把父母吓得半死。虽说中药、西药吃了不少，可孩子的哮喘还是时有发作，爸妈简直不知该怎么办好了。后来心雨妈妈听人说，输注丙种球蛋白可以预防哮喘发作，于是急忙带着她到医院去，让医生给心雨输注。哪知经过医生的一番解释，心雨妈妈才知道事情不是那么简单。

临床应用的丙种球蛋白按其来源分为两种：一种是健康人静脉血来源的人血丙种球蛋白；另一种是健康产妇胎盘血来源的丙种球蛋白。它含有健康人血清所具有的各种抗体，其主要成分是免疫球蛋白 G，也含有少量免疫球蛋白 A 和 M，因而有增强机体抵抗力以预防感染的作用，可用于免疫缺陷病以及多种病毒感染和细菌感染的防治。

有些孩子哮喘经常发作，家长想用丙种球蛋白来增强孩子的体质，防治哮喘。其实这种认识是不正确的，丙种球蛋白并不能起到这种作用。

1.丙种球蛋白注入人体后产生的免疫力是被动给予的，不是自身主动产生的，所以使用后的有效期不长，一般为 2～3 周，此后体内丙种球蛋白含量又回复到原水平。也就是说，如果要长期提高机体所含丙种球蛋白的水平，就必须每隔2～3周注射1次。由于丙种球蛋白价格昂贵，因此对于大多数家庭来说，这显然是行不通的。

2.应用丙种球蛋白有一定的适应证，因为丙种球蛋白随所含抗体量的不同预防效果各异。普通的丙种球蛋白主要用于预防麻疹、肝炎、流行性腮腺炎等，虽然也可以用于哮喘等过敏性疾病，但其效果是非特异性的。

3.如果反复注射丙种球蛋白，丙种球蛋白本身则可作为抗原，刺激机体产生对抗丙种球蛋白的抗体，即所谓抗抗体。如果再注射丙种球蛋白，就会被抗抗体所中和，不能发挥其抗病作用。

4.人体自身能够合成丙种球蛋白，如果经常使用丙种球蛋白，反而会抑制自身抗体的产生，使机体自身的合成能力减弱，进而削弱机体的抗病能力。

5.由于丙种球蛋白是从人血或胎盘血中提取出来的，如果在取血对象的选择过程中稍有疏忽，就可能造成血源制品污染，使注射这种丙种球蛋白的人感染上血液传播性疾病。

6.对于人体来说，外来的丙种球蛋白毕竟是一种异物，反复注射后会引起不良反应。轻者，如发热、头晕、恶心等；重者，可见荨麻疹、哮喘等表现，甚至可引起休克等过敏反应。

因此，虽然丙种球蛋白对哮喘有一定的防治作用，但是想通过反复注射丙种球蛋白来预防哮喘发作是不现实的。

9 哮喘患儿能进行预防接种吗

璐璐的幼儿园给每位家长发了一个通知，让家长签字决定是否打流脑预防针。由于璐璐是一名哮喘患儿，对许多东西都过敏，璐璐妈妈很犹豫，不知道该不该给孩子进行预防接种。打了吧，怕过敏引起哮喘发作；不打吧，又担心将来被传染上流脑。那么，哮喘患儿到底能不能进行预防接种呢？

预防接种，是使人体产生特异性免疫的积极措施。婴幼儿时期，由于机体抵抗力低下，容易患各种传染病，因此必须进行多种预防接种。由于哮喘是一种过敏性疾病，而预防接种使用的疫苗多为蛋白质（系完全抗原），容易引起过敏反应，因此患儿家长对预防接种心存疑虑，唯恐用后诱发哮喘。

一般而言，哮喘儿童都可以进行正常的预防接种。对孩子的身体来说，疫苗是个"外来入侵者"，它能够刺激体内免疫系统产生反应，识别外来物质，并将其特征信息"存档记录"，便于下次快速识别，免疫系统能产生抗体，消灭外来物。许多疫苗正是通过这种"模拟小规模入侵"的方式，让机体产生抵抗力，预防真正致病病原感染而导致的疾病。但是，治疗哮喘的糖皮质激素在一定程度上会抑制患儿的免疫功能，影响免疫系统的正常反应，从而降低疫苗的免疫效果。如果孩子接种的是仍有致病性的减毒疫苗，可能由于其中的活性致病成分不能被有效清除而导致患儿真的发病。因此，孩子正在使用糖皮质激素等具有免疫抑制作用的药物时，暂时不要接种疫苗，等到病情缓解，不再使用这类药物，并且健康情况较好的时候再接种，这样既不会对孩子造成不必要的伤害，疫苗的效果也能充分发挥。

另外，对于某些接种后反应较强烈的菌（疫）苗，接种时剂量可以酌减。少数对鸡蛋清有过敏史的儿童，因为某些病毒性疫苗自鸡胚中制备，所以不宜接种。

总之，如果孩子有以下情况之一，则不适合进行预防接种：①孩子正处在哮喘好发期或发作状态。②正在使用糖皮质激素类药物（常用的有布地奈德、倍氯米松、氟替卡松等）治疗的患儿。③对疫苗中的某些成分过敏。

专家提醒

如果最近6周曾经使用过免疫球蛋白，则不宜进行麻疹、风疹、腮腺炎疫苗的接种。

10 哮喘患儿可以养宠物吗

家华是个6岁的男孩，特别喜欢小动物。最近他看见邻居家里养了一只小狗，很可爱，也想养。可家华是一名哮喘患儿，他的妈妈担心他对狗过敏，引起哮喘发作，不敢让他养。家华的爸爸却说，动物是孩子最好的玩伴，让孩子养宠物，可以培养孩子的爱心。现在，很多家庭里面都养有宠物，孩子与宠物的关系格外亲近，也没见什么不好。那么，如果家中有哮喘儿童，是否能养宠物呢？

近年来，随着人们生活水平的提高以及生活方式的变化，我国各地饲养宠物的家庭越来越多。人们喜爱的宠物有猫、狗、兔、鸟等。如果家庭成员不是过敏体质，也没有哮喘等过敏性疾病，一般而言，养这些宠物不会对人体造成太大的危害。然而，如果孩子患有哮喘、过敏性鼻炎等疾病，那么养宠物就要十分谨慎了。

研究证实，猫、狗等温血动物的唾液、粪便、尿液和皮屑中存在着大量的过敏原，这些过敏原是诱发哮喘的常见原因。如果在室内养宠物，甚至和宠物同床而睡，宠物的唾液和分泌物会沾在人的衣物上；床单及被褥上也都沾有动物的皮毛。这样一来，人体就处在一个被宠物毛和皮屑时刻包围的小环境中，会对哮喘患儿造成极大的威胁。

有不少孩子本来身体健康，自从养了宠物后，开始出现鼻塞、喷嚏，咳嗽，甚至喘息，诱发了哮喘。还有不少哮喘的患儿，摆脱宠物的环境后病情明显减轻，甚至很少发作。因此，养宠物前，应该带孩子到大医院的专科，做一个是否对宠物过敏的检测。如果孩子本身已经患有过敏和哮喘了，而且过敏原是宠物毛，就一定要把宠物扫地出门了。即使孩子对宠物的皮毛不过敏，也要时刻警惕，不要让宠物在房间跑跳；不乱上床、沙发；不在主人衣物上趴卧；夏天更要勤给猫、狗等宠物洗澡。

然而，为了孩子的健康，即使过敏原检测提示孩子对宠物不过敏，也最好不要在室内养宠物。

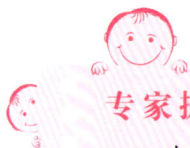

专家提醒

在室外遇到猫、狗等动物时，也最好不要让孩子和它们亲近，以减少过敏引发哮喘的机会。

11 患哮喘的孩子能上幼儿园吗

3岁的扬扬是典型的过敏体质，刚出满月就患了严重的湿疹。经过治疗，湿疹有所缓解，但1岁后他又开始反复咳嗽、喘息。医生诊断扬扬患了哮喘，用药后哮喘得到了控制。扬扬上幼儿园不久就感冒了1次，随后哮喘发作。以后只要幼儿园有小朋友生病，扬扬总会被感染，去幼儿园也是断断续续的。最近扬扬因为哮喘合并肺炎住院了，出院后爸妈就没敢再送他去幼儿园了。现在每天他待在家里就是玩玩具和看动画片。妈妈觉得他的生活又太单调了，想让他天气好的时候去半天幼儿园，但又怕他免疫力差，再次引发哮喘。扬扬妈妈心里很矛盾，不知道怎么办才好。那么，患哮喘的孩子能上幼儿园吗？

孩子上幼儿园后哮喘发作次数增多，确实是不争的事实。原因何在？我们说哮喘是一种多因素的疾病，对儿童而言，呼吸道感染是诱发哮喘的主要因素。如果能有效地控制呼吸道感染，则能减少儿童哮喘的发作。 在我国，目前幼儿园已成为城市儿童反复呼吸道感染的一大原因，主要是因为上幼儿园后感染机会增加。儿童的免疫力较差，由于入园前孩子主要在家里生活，环境相对简单，与外界接触较少，没有太多的感染源，即使免疫力低下，也不会有太多生病的机会。而入园后，生活在集体中，一个班里往往有二三十个孩子，有一个宝宝感冒了，没有被及时发现和隔离，便有很多机会传染给班里其他的幼儿。因此，在幼儿园里生病的机会比在家里多很多。加之存在饮食不当、衣着不宜、睡眠不充足的可能，这些都会导致孩子的抵抗力下降，增加了孩子患呼吸道感染的概率。

除感染因素外，食入和吸入过敏原也是引发哮喘的重要因素。幼儿园孩子多，老师不可能一一关照。如果幼儿园的食物刚好是引起孩子哮喘的食物，或孩子接触到花粉、螨虫、霉菌等容易引起过敏的物质，则会引起一部分患儿哮喘。

此外，上幼儿园后孩子运动量增加，而儿童剧烈运动可引起哮喘发作。上幼儿园还会引起孩子情绪的波动，如大哭、大笑、紧张、恐惧等，这些都是引起哮喘发作的诱因。

那么，是不是说患哮喘的孩子就不能上幼儿园了呢？这种说法是不全面的。首先，如果孩子的哮喘已得到控制，一般是可以去幼儿园的。其次，集体生活能使患儿保持良好的精神状态，减轻心理负担，对哮喘的治疗也有一定好处。但家长在选择幼儿园时要注意，不要选择新近装修过或过于潮湿的幼儿园。孩子上幼儿园前需要和老师多沟通，主动介绍自己孩子的病情，以便能得到老师的及时帮助。

然而，如果孩子哮喘频发，则最好暂时不去幼儿园，以减少反复呼吸道感染和接触过敏原的机会，从而降低气道的高反应性，降低哮喘发作的概率。

专家提醒

哮喘患儿上幼儿园时家长要注意以下几点：①把孩子的哮喘药放在一个保险的地方，最好交给幼儿园的医生或者老师。②请老师监督孩子，不要让他接近或触摸可能引发哮喘的东西，如灰尘、小动物、化学物品以及有强烈气味的气体等。③如果条件允许，每天给孩子随身携带治疗哮喘的气雾剂，一旦发病，孩子可以得到更及时的治疗。④和老师沟通好，在户外活动时，尽量不让孩子做剧烈运动。⑤寒冷季节外出活动时，及时给孩子增加衣服，戴好口罩。

12 哮喘患儿可以参加哪些体育运动

晓辉9岁了，他酷爱运动，各种体育活动他都跃跃欲试。可是他是一名哮喘患儿，妈妈担心运动会诱发哮喘，不敢让他参加剧烈的体育运动。那么，有哪些体育项目适合哮喘患儿呢？

我们说，虽然运动可能诱发哮喘，但并非所有运动都会激发哮喘。有些哮喘患儿如能长期参加一些适当的体育锻炼还可减少哮喘的发作。哮喘患儿因情绪紧张，长期不活动，对疾病抵抗能力差，反而易致哮喘发作，因而在缓解期应多鼓励患儿适当参加运动，如散步、慢跑、做体操、骑自行车慢行和游泳等。不同的运动及运动持续的时间对哮喘的影响有所不同。运动越剧烈，诱发哮喘的机会也相应增多。剧烈的跑步、爬山、球类活动等引起运动性哮喘的机会相对较多；游泳、骑自行车、划船等运动引起哮喘的机会较少；轻微的运动，如散步、体操等引起的机会更少。一次运动持续的时间越长，诱发哮喘的机会越多。一般来说，剧烈运动5～10分钟后才可能引发运动性哮喘；短于5分钟，很少引起哮喘发作。

这里需要特别介绍的是一种对哮喘患儿十分有益的锻炼项目——游泳。游泳是增强呼吸功能的最佳运动。由于水的密度比空气大数百倍，因此在水中运动时胸腔受到的压力很大，特别是吸气时要克服水的压力才能进行，这无疑使呼吸肌进行不断的"负重练习"。因此，游泳可使呼吸肌变得强而有力，胸廓的活动度增加，大大增加肺活量。游泳时身体呈水平姿势前进，体内的血液循环不受重力的影响，再加上水流对体表部分的血管起着压打拍击的按摩作用，有利于静脉回流，因而血液循环旺盛。此外，由于游泳是在水中进行，人的体温和水温、气温之间都存在着差别，甚至在气温和水温相同时，人的感觉也不一样，因此经常进行游泳活动，能够提高人体的体温调节功能，进而起到预防呼吸道疾病的作用。

总之，哮喘患儿经常参加适宜的体育锻炼，有利于促进血液循环及新陈代谢，改善呼吸功能，增加肌肉张力，提高机体对温度的适应能力，尤其对低温的适应能力，改善身体素质和提高机体的抗病能力，减少哮喘发作。同时，可因长期坚持适当的运动而使交感神经兴奋，对抗由于运动而释放的化学活性介质，从而达到运动后不发生哮喘的目的。

专家提醒

某些哮喘患儿游泳后哮喘会加重，往往是由于对游泳池中的氯气过敏。这样的患儿就不适合再去游泳了。

13 什么是呼吸体操

自从韬韬被诊断为哮喘后，他的妈妈到处打听治疗哮喘的方法。前几天她听别的妈妈说有一种呼吸体操对哮喘患者很有效，于是就想了解一下什么是呼吸体操？具体是怎么做的？

呼吸体操是一种体育疗法，能增加患儿的肺活量，减少和防止哮喘发作。具体方法如下：

1.仰卧，两手置于腹部，两腿伸直，放松。用口缓慢呼气，呼气末双手加压腹部，并收缩腹肌，将气道残留气体呼出排尽为止。随后用鼻吸气，渐渐扩张胸廓，两手放松，同时腹肌放松，吸气末尽量鼓腹。

2.仰卧，慢慢呼气，右膝缓缓屈起，双手抱住右膝，靠近腹部，于呼气末两臂用力抱膝加压于腹部，腹肌尽力收缩。然后慢慢吸气，左膝缓缓伸直，放松腹肌，吸气末尽力鼓腹。左右两侧交替进行。

3.坐位，背靠椅子，肘部支撑于椅子扶手上，两手掌心贴于腹部，肩、背放松。用口缓慢呼气，呼气末收缩腹肌，两手加压于腹，呼尽余气。继之用鼻吸气，扩张胸廓，放松腹肌，吸气尽力鼓腹。

4.坐位，上身稍向前倾，两腿分开，两臂松垂于两腿旁。用口缓慢呼气，上身渐渐向前弯曲，直至下颌接触膝部，呼气末收缩腹肌呼尽余气。然后用鼻吸气，抬头，上身逐渐挺直，直至背部靠于椅背，放松腹肌，吸气末应放松腹肌，使腹部鼓起。

5.站立，腰背挺直，两脚分开同肩宽。用口缓缓呼气，两臂从右侧上举，慢慢向下弯腰，两手手指触及右脚足背，呼气末收缩腹肌，呼尽余气。然后用鼻缓缓吸气，慢慢直腰，两臂从左侧上举，伸直，吸气末放松腹肌，尽力鼓腹。左右交替进行。

专家提醒

　　呼吸体操需要循序渐进、长期坚持，同时注意以下几点：①哮喘呼吸体操每一节动作以4～6次为宜，每日练习，持之以恒。②吸气要从鼻孔吸入，不要用口吸气。因为鼻腔能将吸入的冷空气加温，不致因冷刺激而诱发哮喘。③每个动作均要收腹和鼓腹，以呼尽余气，吸足新鲜空气，逐渐改善或增加肺活量。④哮喘呼吸体操适用于大龄的哮喘儿童。处于缓解期者，哮喘急性发作时暂停做呼吸体操。